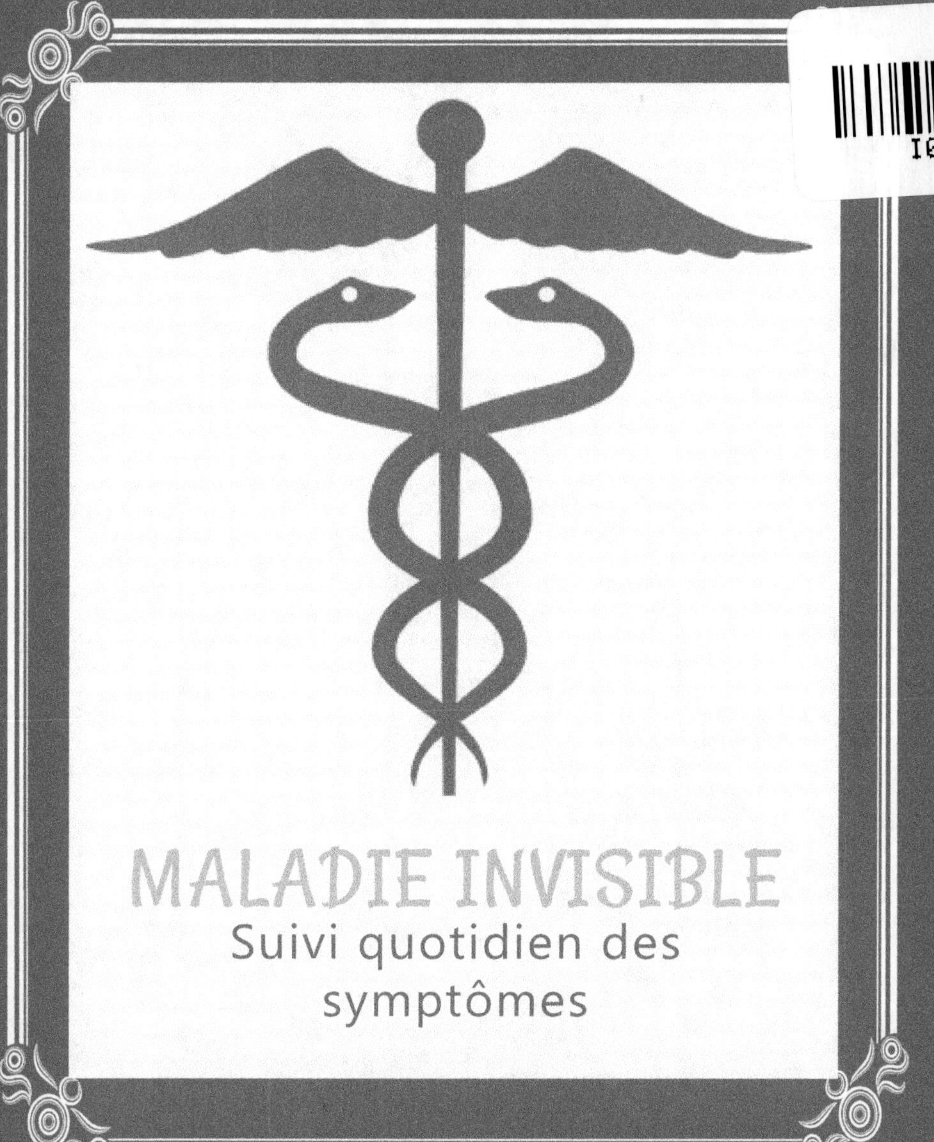

MALADIE INVISIBLE

Suivi quotidien des symptômes

eDiY Publishing

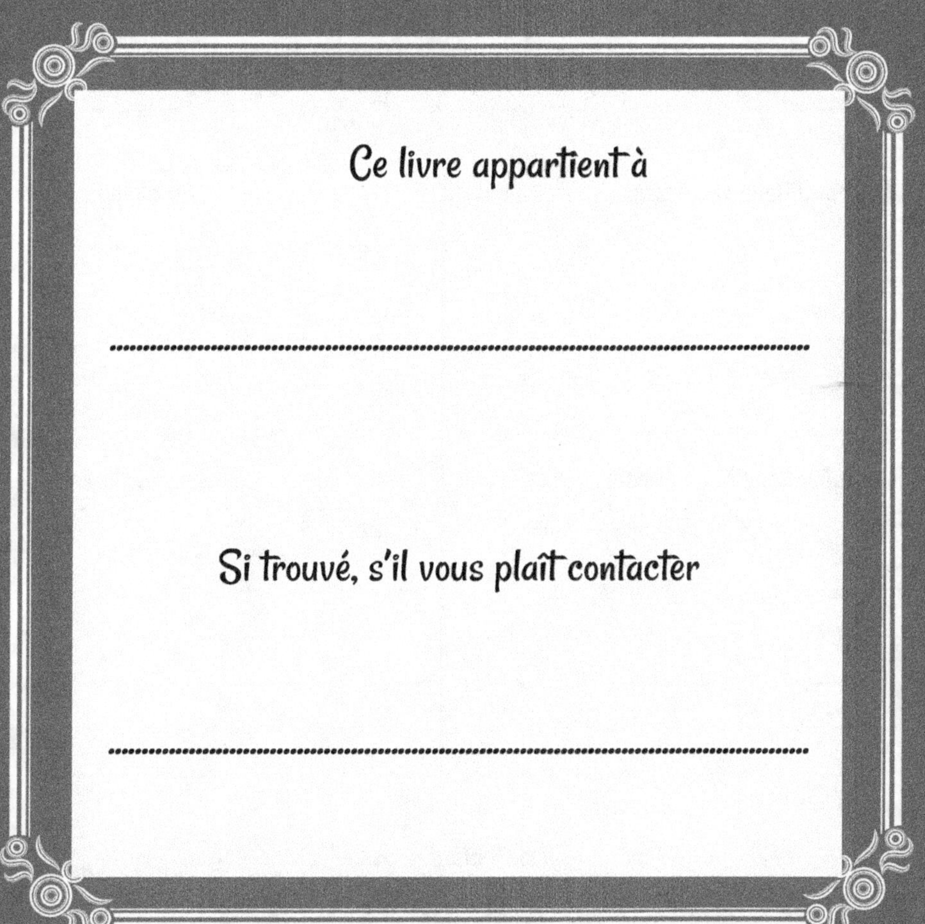

Ce livre appartient à

Si trouvé, s'il vous plaît contacter

Renseignements personnels

Nom: ____

Adresse: ____

DOB: _____ / _____ / _____   Groupe sanguin: ___________________

La taille: ___________________   Poids: ___________________

Les conditions médicales   Les allergies

Hospitalisations et chirurgies   Vaccinations

Année   Année

Contacts d'urgence

Nom _______________   Numéro de téléphone ___________

Relation _______________   Autre numéro ___________

Nom _______________   Numéro de téléphone ___________

Relation _______________   Autre numéro ___________

Mes médicaments

Nom du médicament: ___________________________

Soigner: ___________________________

Dosage: _______________ **La fréquence:** _______________

Le rendez vous a commencé: ____ / ____ / ____ **Date arrêtée:** ____ / ____ / ____

Remarques ___________________________
____
____

Nom du médicament: ___________________________

Soigner: ___________________________

Dosage: _______________ **La fréquence:** _______________

Le rendez vous a commencé: ____ / ____ / ____ **Date arrêtée:** ____ / ____ / ____

Remarques ___________________________
____
____

Nom du médicament: ___________________________

Soigner: ___________________________

Dosage: _______________ **La fréquence:** _______________

Le rendez vous a commencé: ____ / ____ / ____ **Date arrêtée:** ____ / ____ / ____

Remarques ___________________________
____
____

Mes médicaments

Nom du médicament: ____

Soigner: ____

Dosage: _________________________ **La fréquence:** _________________________

Le rendez vous a commencé: _____ / _____ / _____ **Date arrêtée:** _____ / _____ / _____

Remarques ____

____

____

Nom du médicament: ____

Soigner: ____

Dosage: _________________________ **La fréquence:** _________________________

Le rendez vous a commencé: _____ / _____ / _____ **Date arrêtée:** _____ / _____ / _____

Remarques ____

____

____

Nom du médicament: ____

Soigner: ____

Dosage: _________________________ **La fréquence:** _________________________

Le rendez vous a commencé: _____ / _____ / _____ **Date arrêtée:** _____ / _____ / _____

Remarques ____

____

____

Mes médicaments

Nom du médicament: ____

Soigner: ____

Dosage: _________________________ La fréquence: _________________________

Le rendez vous a commencé: _____ / _____ / _____ Date arrêtée: _____ / _____ / _____

Remarques ____
____
____

Nom du médicament: ____

Soigner: ____

Dosage: _________________________ La fréquence: _________________________

Le rendez vous a commencé: _____ / _____ / _____ Date arrêtée: _____ / _____ / _____

Remarques ____
____
____

Nom du médicament: ____

Soigner: ____

Dosage: _________________________ La fréquence: _________________________

Le rendez vous a commencé: _____ / _____ / _____ Date arrêtée: _____ / _____ / _____

Remarques ____
____
____

Mes médicaments

Nom du médicament: ____
Soigner: ____

Dosage: _______________________ La fréquence: _______________________
Le rendez vous a commencé: _____ / _____ / _____ Date arrêtée: _____ / _____ / _____

Remarques ____

____

____

Nom du médicament: ____
Soigner: ____

Dosage: _______________________ La fréquence: _______________________
Le rendez vous a commencé: _____ / _____ / _____ Date arrêtée: _____ / _____ / _____

Remarques ____

____

____

Nom du médicament: ____
Soigner: ____

Dosage: _______________________ La fréquence: _______________________
Le rendez vous a commencé: _____ / _____ / _____ Date arrêtée: _____ / _____ / _____

Remarques ____

____

____

Mes médicaments

Nom du médicament: ____

Soigner: ____

Dosage: _________________________ **La fréquence:** _________________

Le rendez vous a commencé: _____ / _____ / _____ **Date arrêtée:** _____ / _____ / _____

Remarques ____

____

____

Nom du médicament: ____

Soigner: ____

Dosage: _________________________ **La fréquence:** _________________

Le rendez vous a commencé: _____ / _____ / _____ **Date arrêtée:** _____ / _____ / _____

Remarques ____

____

____

Nom du médicament: ____

Soigner: ____

Dosage: _________________________ **La fréquence:** _________________

Le rendez vous a commencé: _____ / _____ / _____ **Date arrêtée:** _____ / _____ / _____

Remarques ____

____

____

Contacts santé

Nom:

Adresse:

Téléphone:

Nom:

Adresse:

Téléphone:

Nom:

Adresse:

Téléphone:

Nom:

Adresse:

Téléphone:

Nom:

Adresse:

Téléphone:

Nom:

Adresse:

Téléphone:

Nom:

Adresse:

Téléphone:

Rendez-vous

Avec: ____

Date: ________ / ________ / ________   Temps: _______________________

Adresse: _______________________________   Apporter: _______________________

_______________________________________   _______________________________________

Téléphone: _______________________________

Avec: ____

Date: ________ / ________ / ________   Temps: _______________________

Adresse: _______________________________   Apporter: _______________________

_______________________________________   _______________________________________

Téléphone: _______________________________

Avec: ____

Date: ________ / ________ / ________   Temps: _______________________

Adresse: _______________________________   Apporter: _______________________

_______________________________________   _______________________________________

Téléphone: _______________________________

Avec: ____

Date: ________ / ________ / ________   Temps: _______________________

Adresse: _______________________________   Apporter: _______________________

_______________________________________   _______________________________________

Téléphone: _______________________________

Rendez-vous

Avec: ___________________________________

Date: _______ / _______ / _______   Temps: ___________________________

Adresse: _______________________   Apporter: ________________________

___________________________________   _______________________________

Téléphone: ____________________   _______________________________

Avec: ___________________________________

Date: _______ / _______ / _______   Temps: ___________________________

Adresse: _______________________   Apporter: ________________________

___________________________________   _______________________________

Téléphone: ____________________   _______________________________

Avec: ___________________________________

Date: _______ / _______ / _______   Temps: ___________________________

Adresse: _______________________   Apporter: ________________________

___________________________________   _______________________________

Téléphone: ____________________   _______________________________

Avec: ___________________________________

Date: _______ / _______ / _______   Temps: ___________________________

Adresse: _______________________   Apporter: ________________________

___________________________________   _______________________________

Téléphone: ____________________   _______________________________

Rendez-vous

Avec: ____

Date: _______ / _______ / _______   Temps: _______________________

Adresse: _________________________   Apporter: _____________________

_________________________________   _____________________________

_________________________________   _____________________________

Téléphone: _______________________   _____________________________

Avec: ____

Date: _______ / _______ / _______   Temps: _______________________

Adresse: _________________________   Apporter: _____________________

_________________________________   _____________________________

_________________________________   _____________________________

Téléphone: _______________________   _____________________________

Avec: ____

Date: _______ / _______ / _______   Temps: _______________________

Adresse: _________________________   Apporter: _____________________

_________________________________   _____________________________

_________________________________   _____________________________

Téléphone: _______________________   _____________________________

Avec: ____

Date: _______ / _______ / _______   Temps: _______________________

Adresse: _________________________   Apporter: _____________________

_________________________________   _____________________________

_________________________________   _____________________________

Téléphone: _______________________   _____________________________

Rendez-vous

Avec: ____

Date: _______ / _______ / _______   Temps: _______________________

Adresse: _______________________   Apporter: _______________________

_______________________________   _______________________________

_______________________________   _______________________________

Téléphone: _____________________   _______________________________

Avec: ____

Date: _______ / _______ / _______   Temps: _______________________

Adresse: _______________________   Apporter: _______________________

_______________________________   _______________________________

_______________________________   _______________________________

Téléphone: _____________________   _______________________________

Avec: ____

Date: _______ / _______ / _______   Temps: _______________________

Adresse: _______________________   Apporter: _______________________

_______________________________   _______________________________

_______________________________   _______________________________

Téléphone: _____________________   _______________________________

Avec: ____

Date: _______ / _______ / _______   Temps: _______________________

Adresse: _______________________   Apporter: _______________________

_______________________________   _______________________________

_______________________________   _______________________________

Téléphone: _____________________   _______________________________

Rendez-vous

Avec: ____

Date: _______ / _______ / _______   Temps: _______________________

Adresse: _______________________   Apporter: _____________________

_______________________________   _____________________________

Téléphone: _____________________   _____________________________

Avec: ____

Date: _______ / _______ / _______   Temps: _______________________

Adresse: _______________________   Apporter: _____________________

_______________________________   _____________________________

Téléphone: _____________________   _____________________________

Avec: ____

Date: _______ / _______ / _______   Temps: _______________________

Adresse: _______________________   Apporter: _____________________

_______________________________   _____________________________

Téléphone: _____________________   _____________________________

Avec: ____

Date: _______ / _______ / _______   Temps: _______________________

Adresse: _______________________   Apporter: _____________________

_______________________________   _____________________________

Téléphone: _____________________   _____________________________

Rendez-vous

Avec: ______________________________________

Date: ______ / ______ / ______   Temps: ______________________________

Adresse: __________________________   Apporter: __________________________

______________________________________   ______________________________________

Téléphone: __________________________

Avec: ______________________________________

Date: ______ / ______ / ______   Temps: ______________________________

Adresse: __________________________   Apporter: __________________________

______________________________________   ______________________________________

Téléphone: __________________________

Avec: ______________________________________

Date: ______ / ______ / ______   Temps: ______________________________

Adresse: __________________________   Apporter: __________________________

______________________________________   ______________________________________

Téléphone: __________________________

Avec: ______________________________________

Date: ______ / ______ / ______   Temps: ______________________________

Adresse: __________________________   Apporter: __________________________

______________________________________   ______________________________________

Téléphone: __________________________

Rendez-vous

Avec: ____

Date: _______ / _______ / _______   Temps: _______________________
Adresse: _________________________   Apporter: _____________________
_________________________________   _____________________________
_________________________________   _____________________________

Téléphone: _______________________   _____________________________
Avec: ____

Date: _______ / _______ / _______   Temps: _______________________
Adresse: _________________________   Apporter: _____________________
_________________________________   _____________________________
_________________________________   _____________________________

Téléphone: _______________________   _____________________________
Avec: ____

Date: _______ / _______ / _______   Temps: _______________________
Adresse: _________________________   Apporter: _____________________
_________________________________   _____________________________
_________________________________   _____________________________

Téléphone: _______________________   _____________________________
Avec: ____

Date: _______ / _______ / _______   Temps: _______________________
Adresse: _________________________   Apporter: _____________________
_________________________________   _____________________________
_________________________________   _____________________________

Téléphone: _______________________   _____________________________

Rendez-vous

Avec: _______________________________________

Date: _______ / _______ / _______   Temps: _______________________

Adresse: _______________________   Apporter: _____________________

_______________________________   _______________________________

_______________________________   _______________________________

Téléphone: _____________________   _______________________________

Avec: _______________________________________

Date: _______ / _______ / _______   Temps: _______________________

Adresse: _______________________   Apporter: _____________________

_______________________________   _______________________________

_______________________________   _______________________________

Téléphone: _____________________   _______________________________

Avec: _______________________________________

Date: _______ / _______ / _______   Temps: _______________________

Adresse: _______________________   Apporter: _____________________

_______________________________   _______________________________

_______________________________   _______________________________

Téléphone: _____________________   _______________________________

Avec: _______________________________________

Date: _______ / _______ / _______   Temps: _______________________

Adresse: _______________________   Apporter: _____________________

_______________________________   _______________________________

_______________________________   _______________________________

Téléphone: _____________________   _______________________________

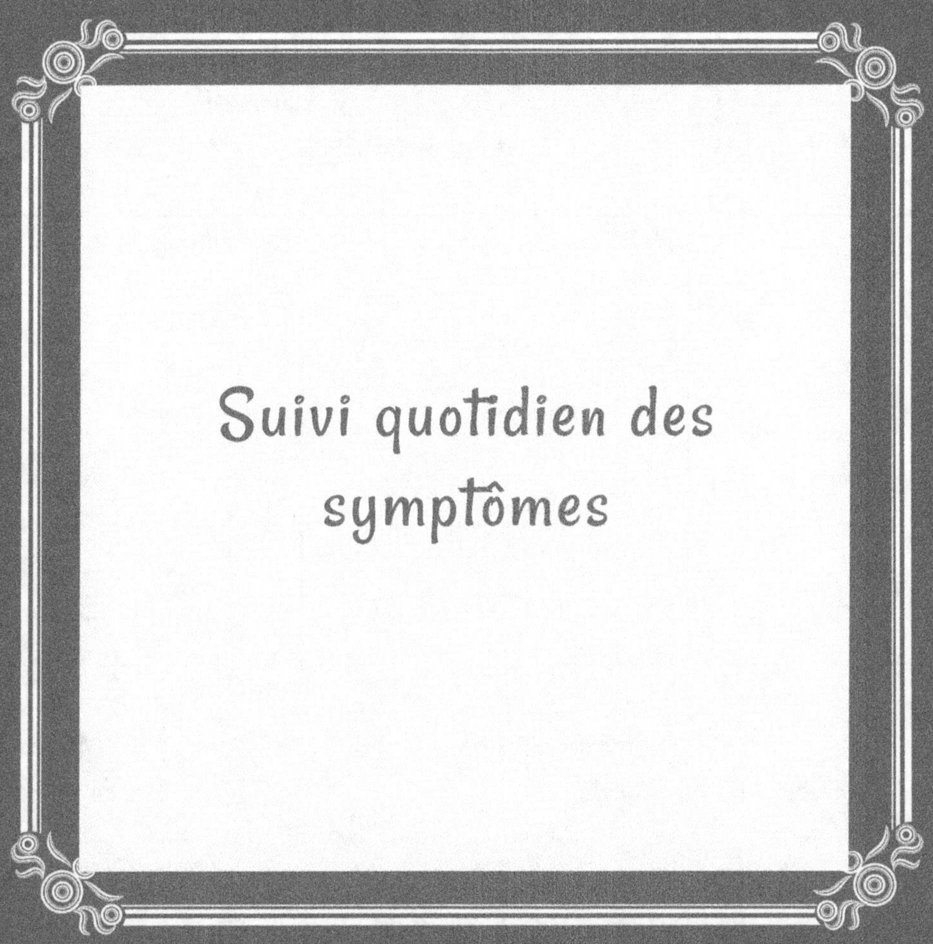

Suivi quotidien des symptômes

DATE: _____ / _____ / _____

Classement du jour

Dormir

Douleur	_____ / 10	Anxiété	_____ / 10	Allait au lit	_____ am / pm
Fatigue	_____ / 10	Une dépression	_____ / 10	S'endormir	_____ am / pm
La faiblesse	_____ / 10	Stress	_____ / 10	Se réveilla	_____ am / pm
Rigidité	_____ / 10	Colère	_____ / 10	total d'heures de sommeil	_____

Humeur générale _____   # des perturbations _____

Symptômes	Tentatives de secours	Notes de résultats

Activité

- ☐ Marche – distance
- ☐ Physiothérapie
- ☐ Exercice léger
- ☐ Gym
- ☐ Travaux ménagers
- ☐ _____
- ☐ _____

Médicaments pris

- ☐ Diabète
- ☐ Pression artérielle
- ☐ Gestion de la douleur (prescription)
- ☐ Douleur (over counter): _____
- ☐ Thérapies Naturelles: _____
- ☐ Autre: _____
- ☐ Autre: _____

Médicaments

- ☐ Pas de changement
- ☐ Posologie modifiée
  - ☐ de _____
  - ☐ à _____
- ☐ Médicaments modifiés
  - de _____
  - à _____

DAY

Boissons et boissons

☐ Lait ☐ jus ☐ Eau

☐ thé ☐ café ☐ Boisson douce / énergétique

L'hydratation

Petit déjeuner

____

____

____

Le déjeuner

____

____

____

____

Dîner

____

____

____

Des collations

____

____

☐ Fruit ☐ Des légumes ☐ Thé au gingembre

☐ Des céréales ☐ Les graisses

DATE: _____ / _____ / _____

Classement du jour

Dormir

Douleur	_____ / 10	Anxiété	_____ / 10	Allait au lit	_____ am / pm	
Fatigue	_____ / 10	Une dépression	_____ / 10	S'endormir	_____ am / pm	
La faiblesse	_____ / 10	Stress	_____ / 10	Se réveilla	_____ am / pm	
Rigidité	_____ / 10	Colère	_____ / 10	total d'heures de sommeil	_____	

Humeur générale _____   # des perturbations _____

Symptômes	Tentatives de secours	Notes de résultats

Activité

- ☐ Marche – distance _____
- ☐ Physiothérapie
- ☐ Exercice léger
- ☐ Gym
- ☐ Travaux ménagers
- ☐ _____
- ☐ _____

Médicaments pris

- ☐ Diabète
- ☐ Pression artérielle
- ☐ Gestion de la douleur (prescription)
- ☐ Douleur (over counter): _____
- ☐ Thérapies Naturelles: _____
- ☐ Autre: _____
- ☐ Autre: _____

Médicaments

- ☐ Pas de changement
- ☐ Posologie modifiée
- ☐ de _____
- ☐ à _____
- ☐ Médicaments modifiés
- ☐ de _____
- ☐ à _____

DAY

Apport alimentaire actuel

Boissons et boissons

☐ Lait ☐ jus ☐ Eau

☐ thé ☐ café ☐ Boisson douce / énergétique

L'hydratation

Petit déjeuner

Le déjeuner

Dîner

Des collations

☐ Fruit ☐ Des légumes ☐ Thé au gingembre

☐ Des céréales ☐ Les graisses

DATE: _____ / _____ / _____

Classement du jour

				Dormir	
Douleur	_____ / 10	Anxiété	_____ / 10	Allait au lit	_____ am / pm
Fatigue	_____ / 10	Une dépression	_____ / 10	S'endormir	_____ am / pm
La faiblesse	_____ / 10	Stress	_____ / 10	Se réveilla	_____ am / pm
Rigidité	_____ / 10	Colère	_____ / 10	total d'heures de sommeil	_____

Humeur générale _____   # des perturbations _____

Symptômes	Tentatives de secours	Notes de résultats

Activité
- ☐ Marche – distance _____
- ☐ Physiothérapie
- ☐ Exercice léger
- ☐ Gym
- ☐ Travaux ménagers
- ☐ _____
- ☐ _____

Médicaments pris
- ☐ Diabète
- ☐ Pression artérielle
- ☐ Gestion de la douleur (prescription)
- ☐ Douleur (over counter): _____
- ☐ Thérapies Naturelles: _____
- ☐ Autre: _____
- ☐ Autre: _____

Médicaments
- ☐ Pas de changement
- ☐ Posologie modifiée
  - ☐ de _____
  - ☐ à _____
- ☐ Médicaments modifiés
  - de _____
  - à _____

DAY

Apport alimentaire actuel

Boissons et boissons

- ☐ Lait
- ☐ jus
- ☐ Eau
- ☐ thé
- ☐ café
- ☐ Boisson douce / énergétique

L'hydratation

Petit déjeuner

Le déjeuner

Dîner

Des collations

- ☐ Fruit
- ☐ Des légumes
- ☐ Thé au gingembre
- ☐ Des céréales
- ☐ Les graisses

DATE: _____ / _____ / _____

Classement du jour

Dormir

Douleur	_____ / 10	Anxiété	_____ / 10	Allait au lit	_____ am / pm
Fatigue	_____ / 10	Une dépression	_____ / 10	S'endormir	_____ am / pm
La faiblesse	_____ / 10	Stress	_____ / 10	Se réveilla	_____ am / pm
Rigidité	_____ / 10	Colère	_____ / 10	total d'heures de sommeil	_____

Humeur générale _____   # des perturbations _____

Symptômes	Tentatives de secours	Notes de résultats

Activité

- ☐ Marche – distance _____
- ☐ Physiothérapie
- ☐ Exercice léger
- ☐ Gym
- ☐ Travaux ménagers
- ☐ _____
- ☐ _____

Médicaments pris

- ☐ Diabète
- ☐ Pression artérielle
- ☐ Gestion de la douleur (prescription)
- ☐ Douleur (over counter): _____
- ☐ Thérapies Naturelles: _____
- ☐ Autre: _____
- ☐ Autre: _____

Médicaments

- ☐ Pas de changement
- ☐ Posologie modifiée
- ☐ de _____
- ☐ à _____
- ☐ Médicaments modifiés
-    de _____
-    à _____

DAY

Apport alimentaire actuel

Boissons et boissons

- ☐ Lait
- ☐ jus
- ☐ Eau
- ☐ thé
- ☐ café
- ☐ Boisson douce / énergétique

L'hydratation

Petit déjeuner

____
____
____

Le déjeuner

____
____
____
____

Dîner

____
____
____
____

Des collations

____
____

- ☐ Fruit
- ☐ Des légumes
- ☐ Thé au gingembre
- ☐ Des céréales
- ☐ Les graisses

DATE: _____ / _____ / _____

Classement du jour

					Dormir
Douleur	_____ / 10	Anxiété	_____ / 10	Allait au lit	_____ am / pm
Fatigue	_____ / 10	Une dépression	_____ / 10	S'endormir	_____ am / pm
La faiblesse	_____ / 10	Stress	_____ / 10	Se réveilla	_____ am / pm
Rigidité	_____ / 10	Colère	_____ / 10	total d'heures de sommeil	_____

Humeur générale _____   # des perturbations   _____

Symptômes	Tentatives de secours	Notes de résultats

Activité

- ☐ Marche – distance _____
- ☐ Physiothérapie
- ☐ Exercice léger
- ☐ Gym
- ☐ Travaux ménagers
- ☐ _____
- ☐ _____

Médicaments pris

- ☐ Diabète
- ☐ Pression artérielle
- ☐ Gestion de la douleur (prescription)
- ☐ Douleur (over counter): _____
- ☐ Thérapies Naturelles: _____
- ☐ Autre: _____
- ☐ Autre: _____

Médicaments

- ☐ Pas de changement
- ☐ Posologie modifiée
- ☐ de _____
- ☐ à _____
- ☐ Médicaments modifiés
- de _____
- à _____

28

DAY

Apport alimentaire actuel

Boissons et boissons

- ☐ Lait
- ☐ jus
- ☐ Eau
- ☐ thé
- ☐ café
- ☐ Boisson douce / énergétique

L'hydratation

Petit déjeuner

____
____
____

Le déjeuner

____
____
____
____

Dîner

____
____
____
____

Des collations

____
____

- ☐ Fruit
- ☐ Des légumes
- ☐ Thé au gingembre
- ☐ Des céréales
- ☐ Les graisses

DATE: _____ / _____ / _____

Classement du jour

Dormir

Douleur	_____ / 10	Anxiété	_____ / 10	Allait au lit	_____ am / pm
Fatigue	_____ / 10	Une dépression	_____ / 10	S'endormir	_____ am / pm
La faiblesse	_____ / 10	Stress	_____ / 10	Se réveilla	_____ am / pm
Rigidité	_____ / 10	Colère	_____ / 10	total d'heures de sommeil	_____

Humeur générale _____   # des perturbations _____

Symptômes	Tentatives de secours	Notes de résultats

Activité

- ☐ Marche – distance _____
- ☐ Physiothérapie
- ☐ Exercice léger
- ☐ Gym
- ☐ Travaux ménagers
- ☐ _____
- ☐ _____

Médicaments pris

- ☐ Diabète
- ☐ Pression artérielle
- ☐ Gestion de la douleur (prescription)
- ☐ Douleur (over counter): _____
- ☐ Thérapies Naturelles: _____
- ☐ Autre: _____
- ☐ Autre: _____

Médicaments

- ☐ Pas de changement
- ☐ Posologie modifiée
- ☐ de _____
- ☐ à _____
- ☐ Médicaments modifiés
- de _____
- à _____

DAY

Apport alimentaire actuel

Boissons et boissons

☐ Lait ☐ jus ☐ Eau

☐ thé ☐ café ☐ Boisson douce / énergétique

L'hydratation

Petit déjeuner

____

____

____

Le déjeuner

____

____

____

Dîner

____

____

____

Des collations

____

____

☐ Fruit ☐ Des légumes ☐ Thé au gingembre

☐ Des céréales ☐ Les graisses

DATE: _____ / _____ / _____

Classement du jour

Dormir

Douleur	_____ / 10	Anxiété	_____ / 10	Allait au lit	_____ am / pm
Fatigue	_____ / 10	Une dépression	_____ / 10	S'endormir	_____ am / pm
La faiblesse	_____ / 10	Stress	_____ / 10	Se réveilla	_____ am / pm
Rigidité	_____ / 10	Colère	_____ / 10	total d'heures de sommeil	_____

Humeur générale _____ # des perturbations _____

Symptômes	Tentatives de secours	Notes de résultats

Activité

- ☐ Marche – distance _____
- ☐ Physiothérapie
- ☐ Exercice léger
- ☐ Gym
- ☐ Travaux ménagers
- ☐ _____
- ☐ _____

Médicaments pris

- ☐ Diabète
- ☐ Pression artérielle
- ☐ Gestion de la douleur (prescription)
- ☐ Douleur (over counter): _____
- ☐ Thérapies Naturelles: _____
- ☐ Autre: _____
- ☐ Autre: _____

Médicaments

- ☐ Pas de changement
- ☐ Posologie modifiée
    - de _____
    - à _____
- ☐ Médicaments modifiés
    - de _____
    - à _____

DAY

Apport alimentaire actuel

Boissons et boissons

☐ Lait ☐ jus ☐ Eau

☐ thé ☐ café ☐ Boisson douce / énergétique

L'hydratation

Petit déjeuner

____

____

____

Le déjeuner

____

____

____

Dîner

____

____

____

Des collations

____

____

☐ Fruit ☐ Des légumes ☐ Thé au gingembre

☐ Des céréales ☐ Les graisses

Résumé hebdomadaire

	Lundi	Mardi	Mercredi	Jeudi	Vendredi	Samedi	Dimanche
Douleur							
Fatigue							
La faiblesse							
Rigidité							
Dormir (heures totales)							
# Perturbations							

Instructions:

Utilisez les points et les tirets ci-dessous pour représenter graphiquement vos notes pour la semaine. Il est donc utile de voir les choses visuellement.

Le fond est égal à 0; le moyen est égal à 5; et le top est égal à 10

Résumé hebdomadaire

	Lundi	Mardi	Mercredi	Jeudi	Vendredi	Samedi	Dimanche
Anxiété							
Une dépression							
Stress							
Colère							
Brouillard cérébral / L'oubli							

Classement du jour

DATE: _____ / _____ / _____

Dormir

Douleur	_____ / 10	Anxiété	_____ / 10	Allait au lit	_____ am / pm
Fatigue	_____ / 10	Une dépression	_____ / 10	S'endormir	_____ am / pm
La faiblesse	_____ / 10	Stress	_____ / 10	Se réveilla	_____ am / pm
Rigidité	_____ / 10	Colère	_____ / 10	total d'heures de sommeil	_____

Humeur générale _____   # des perturbations _____

Symptômes	Tentatives de secours	Notes de résultats

Activité

- ☐ Marche – distance
- ☐ Physiothérapie
- ☐ Exercice léger
- ☐ Gym
- ☐ Travaux ménagers
- ☐ _____
- ☐ _____

Médicaments pris

- ☐ Diabète
- ☐ Pression artérielle
- ☐ Gestion de la douleur (prescription)
- ☐ Douleur (over counter): _____
- ☐ Thérapies Naturelles: _____
- ☐ Autre: _____
- ☐ Autre: _____

Médicaments

- ☐ Pas de changement
- ☐ Posologie modifiée
  - de _____
  - à _____
- ☐ Médicaments modifiés
  - de _____
  - à _____

DAY

Apport alimentaire actuel

Boissons et boissons

- ☐ Lait ☐ jus ☐ Eau
- ☐ thé ☐ café ☐ Boisson douce / énergétique

L'hydratation

Petit déjeuner

Le déjeuner

Dîner

Des collations

- ☐ Fruit ☐ Des légumes ☐ Thé au gingembre
- ☐ Des céréales ☐ Les graisses

DATE: _____ / _____ / _____

Classement du jour

Dormir

Douleur	______ / 10	Anxiété	______ / 10	Allait au lit	______ am / pm
Fatigue	______ / 10	Une dépression	______ / 10	S'endormir	______ am / pm
La faiblesse	______ / 10	Stress	______ / 10	Se réveilla	______ am / pm
Rigidité	______ / 10	Colère	______ / 10	total d'heures de sommeil	

Humeur générale ______   # des perturbations ______

Symptômes	Tentatives de secours	Notes de résultats

Activité

☐ Marche – distance

☐ Physiothérapie

☐ Exercice léger

☐ Gym

☐ Travaux ménagers

☐ ______

☐ ______

Médicaments pris

☐ Diabète

☐ Pression artérielle

☐ Gestion de la douleur (prescription)

☐ Douleur (over counter): ______

☐ Thérapies Naturelles: ______

☐ Autre: ______

☐ Autre: ______

Médicaments

☐ Pas de changement

☐ Posologie modifiée

☐ de ______

☐ à ______

☐ Médicaments modifiés

de ______

à ______

DAY

Apport alimentaire actuel

Boissons et boissons

☐ Lait ☐ jus ☐ Eau

☐ thé ☐ café ☐ Boisson douce / énergétique

L'hydratation

Petit déjeuner

____

____

____

Le déjeuner

____

____

____

____

Dîner

____

____

____

____

Des collations

____

____

☐ Fruit ☐ Des légumes ☐ Thé au gingembre

☐ Des céréales ☐ Les graisses

DATE: _____ / _____ / _____

Classement du jour

Dormir

Douleur	_____ / 10	Anxiété	_____ / 10	Allait au lit	_____ am / pm
Fatigue	_____ / 10	Une dépression	_____ / 10	S'endormir	_____ am / pm
La faiblesse	_____ / 10	Stress	_____ / 10	Se réveilla	_____ am / pm
Rigidité	_____ / 10	Colère	_____ / 10	total d'heures de sommeil	_____

Humeur générale _____   # des perturbations _____

Symptômes	Tentatives de secours	Notes de résultats

Activité

- ☐ Marche – distance _____
- ☐ Physiothérapie
- ☐ Exercice léger
- ☐ Gym
- ☐ Travaux ménagers
- ☐ _____
- ☐ _____

Médicaments pris

- ☐ Diabète
- ☐ Pression artérielle
- ☐ Gestion de la douleur (prescription)
- ☐ Douleur (over counter): _____
- ☐ Thérapies Naturelles: _____
- ☐ Autre: _____
- ☐ Autre: _____

Médicaments

- ☐ Pas de changement
- ☐ Posologie modifiée
- ☐ de _____
- ☐ à _____
- ☐ Médicaments modifiés
- de _____
- à _____

DAY

Apport alimentaire actuel

Boissons et boissons

☐ Lait   ☐ jus   ☐ Eau

☐ thé   ☐ café   ☐ Boisson douce / énergétique

L'hydratation

Petit déjeuner

Le déjeuner

Dîner

Des collations

☐ Fruit   ☐ Des légumes   ☐ Thé au gingembre

☐ Des céréales   ☐ Les graisses

DATE: _____ / _____ / _____

Classement du jour

Dormir

Douleur ______ / 10	Anxiété ______ / 10	Allait au lit ______ am / pm
Fatigue ______ / 10	Une dépression ______ / 10	S'endormir ______ am / pm
La faiblesse ______ / 10	Stress ______ / 10	Se réveilla ______ am / pm
Rigidité ______ / 10	Colère ______ / 10	total d'heures de sommeil ______

Humeur générale ______   # des perturbations ______

Symptômes	Tentatives de secours	Notes de résultats

Activité

- ☐ Marche – distance ______
- ☐ Physiothérapie
- ☐ Exercice léger
- ☐ Gym
- ☐ Travaux ménagers
- ☐ ______
- ☐ ______

Médicaments pris

- ☐ Diabète
- ☐ Pression artérielle
- ☐ Gestion de la douleur (prescription)
- ☐ Douleur (over counter): ______
- ☐ Thérapies Naturelles: ______
- ☐ Autre: ______
- ☐ Autre: ______

Médicaments

- ☐ Pas de changement
- ☐ Posologie modifiée
  - ☐ de ______
  - ☐ à ______
- ☐ Médicaments modifiés
  - de ______
  - à ______

DAY

Apport alimentaire actuel

Boissons et boissons

☐ Lait ☐ jus ☐ Eau

☐ thé ☐ café ☐ Boisson douce / énergétique

L'hydratation

Petit déjeuner

Le déjeuner

Dîner

Des collations

☐ Fruit ☐ Des légumes ☐ Thé au gingembre

☐ Des céréales ☐ Les graisses

DATE: _____ / _____ / _____

Classement du jour

Dormir

Douleur	_____ / 10	Anxiété	_____ / 10	Allait au lit	_____ am / pm
Fatigue	_____ / 10	Une dépression	_____ / 10	S'endormir	_____ am / pm
La faiblesse	_____ / 10	Stress	_____ / 10	Se réveilla	_____ am / pm
Rigidité	_____ / 10	Colère	_____ / 10	total d'heures de sommeil	_____

Humeur générale _____ # des perturbations _____

Symptômes	Tentatives de secours	Notes de résultats

Activité

- ☐ Marche – distance
- ☐ Physiothérapie
- ☐ Exercice léger
- ☐ Gym
- ☐ Travaux ménagers
- ☐ _____
- ☐ _____

Médicaments pris

- ☐ Diabète
- ☐ Pression artérielle
- ☐ Gestion de la douleur (prescription)
- ☐ Douleur (over counter): _____
- ☐ Thérapies Naturelles: _____
- ☐ Autre: _____
- ☐ Autre: _____

Médicaments

- ☐ Pas de changement
- ☐ Posologie modifiée
  - ☐ de _____
  - ☐ à _____
- ☐ Médicaments modifiés
  - de _____
  - à _____

DAY

Apport alimentaire actuel

Boissons et boissons

☐ Lait ☐ jus ☐ Eau

☐ thé ☐ café ☐ Boisson douce / énergétique

L'hydratation

Petit déjeuner

____

____

____

Le déjeuner

____

____

____

____

Dîner

____

____

____

____

Des collations

____

____

☐ Fruit ☐ Des légumes ☐ Thé au gingembre

☐ Des céréales ☐ Les graisses

DATE: _____ / _____ / _____

Classement du jour

Dormir

Douleur	_____ / 10	Anxiété	_____ / 10	Allait au lit	_____ am / pm
Fatigue	_____ / 10	Une dépression	_____ / 10	S'endormir	_____ am / pm
La faiblesse	_____ / 10	Stress	_____ / 10	Se réveilla	_____ am / pm
Rigidité	_____ / 10	Colère	_____ / 10	total d'heures de sommeil	_____

Humeur générale _____________   # des perturbations _____________

Symptômes	Tentatives de secours	Notes de résultats

Activité

- ☐ Marche - distance _____
- ☐ Physiothérapie
- ☐ Exercice léger
- ☐ Gym
- ☐ Travaux ménagers
- ☐ _____
- ☐ _____

Médicaments pris

- ☐ Diabète
- ☐ Pression artérielle
- ☐ Gestion de la douleur (prescription)
- ☐ Douleur (over counter): _____
- ☐ Thérapies Naturelles: _____
- ☐ Autre: _____
- ☐ Autre: _____

Médicaments

- ☐ Pas de changement
- ☐ Posologie modifiée
- ☐ de _____
- ☐ à _____
- ☐ Médicaments modifiés
- de _____
- à _____

DAY

Apport alimentaire actuel

Boissons et boissons

- ☐ Lait ☐ jus ☐ Eau
- ☐ thé ☐ café ☐ Boisson douce / énergétique

L'hydratation

Petit déjeuner

Le déjeuner

Dîner

Des collations

- ☐ Fruit ☐ Des légumes ☐ Thé au gingembre
- ☐ Des céréales ☐ Les graisses

DATE: _____ / _____ / _____

Classement du jour

Dormir

Douleur	_____ / 10	Anxiété	_____ / 10
Fatigue	_____ / 10	Une dépression	_____ / 10
La faiblesse	_____ / 10	Stress	_____ / 10
Rigidité	_____ / 10	Colère	_____ / 10

Allait au lit _____ am / pm

S'endormir _____ am / pm

Se réveilla _____ am / pm

total d'heures de sommeil _____

Humeur générale _____

des perturbations _____

Symptômes	Tentatives de secours	Notes de résultats

Activité

- ☐ Marche – distance _____
- ☐ Physiothérapie
- ☐ Exercice léger
- ☐ Gym
- ☐ Travaux ménagers
- ☐ _____
- ☐ _____

Médicaments pris

- ☐ Diabète
- ☐ Pression artérielle
- ☐ Gestion de la douleur (prescription)
- ☐ Douleur (over counter): _____
- ☐ Thérapies Naturelles: _____
- ☐ Autre: _____
- ☐ Autre: _____

Médicaments

- ☐ Pas de changement
- ☐ Posologie modifiée
  - de _____
  - à _____
- ☐ Médicaments modifiés
  - de _____
  - à _____

DAY

Apport alimentaire actuel

Boissons et boissons

- ☐ Lait
- ☐ jus
- ☐ Eau
- ☐ thé
- ☐ café
- ☐ Boisson douce / énergétique

L'hydratation

Petit déjeuner

____
____

Le déjeuner

____
____
____

Dîner

____
____
____

Des collations

____

- ☐ Fruit
- ☐ Des légumes
- ☐ Thé au gingembre
- ☐ Des céréales
- ☐ Les graisses

Résumé hebdomadaire

	Lundi	Mardi	Mercredi	Jeudi	Vendredi	Samedi	Dimanche
Douleur							
Fatigue							
La faiblesse							
Rigidité							
Dormir (heures totales)							
# Perturbations							

Instructions:

Utilisez les points et les tirets ci-dessous pour représenter graphiquement vos notes pour la semaine. Il est donc utile de voir les choses visuellement.

Le fond est égal à 0; le moyen est égal à 5; et le top est égal à 10

Résumé hebdomadaire

	Lundi	Mardi	Mercredi	Jeudi	Vendredi	Samedi	Dimanche
Anxiété							
Une dépression							
Stress							
Colère							
Brouillard cérébral / L'oubli							

DATE: _____ / _____ / _____

Classement du jour

Dormir

Douleur	_____ / 10	Anxiété	_____ / 10
Fatigue	_____ / 10	Une dépression	_____ / 10
La faiblesse	_____ / 10	Stress	_____ / 10
Rigidité	_____ / 10	Colère	_____ / 10

Allait au lit _____ am / pm

S'endormir _____ am / pm

Se réveilla _____ am / pm

total d'heures de sommeil _____

Humeur générale _____

des perturbations _____

Symptômes	Tentatives de secours	Notes de résultats

Activité

☐ Marche – distance _____

☐ Physiothérapie

☐ Exercice léger

☐ Gym

☐ Travaux ménagers

☐ _____

☐ _____

Médicaments pris

☐ Diabète

☐ Pression artérielle

☐ Gestion de la douleur (prescription)

☐ Douleur (over counter): _____

☐ Thérapies Naturelles: _____

☐ Autre: _____

☐ Autre: _____

Médicaments

☐ Pas de changement

☐ Posologie modifiée

☐ de _____

☐ à _____

☐ Médicaments modifiés

de _____

à _____

DAY

Apport alimentaire actuel

Boissons et boissons

- ☐ Lait
- ☐ jus
- ☐ Eau
- ☐ thé
- ☐ café
- ☐ Boisson douce / énergétique

L'hydratation

Petit déjeuner

Le déjeuner

Dîner

Des collations

- ☐ Fruit
- ☐ Des légumes
- ☐ Thé au gingembre
- ☐ Des céréales
- ☐ Les graisses

DATE: _____ / _____ / _____

Classement du jour

Dormir

Douleur	_____ / 10	Anxiété	_____ / 10	Allait au lit	_____ am / pm
Fatigue	_____ / 10	Une dépression	_____ / 10	S'endormir	_____ am / pm
La faiblesse	_____ / 10	Stress	_____ / 10	Se réveilla	_____ am / pm
Rigidité	_____ / 10	Colère	_____ / 10	total d'heures de sommeil	

Humeur générale _____________   # des perturbations _____________

Symptômes	Tentatives de secours	Notes de résultats

Activité

- ☐ Marche – distance _____________
- ☐ Physiothérapie
- ☐ Exercice léger
- ☐ Gym
- ☐ Travaux ménagers
- ☐ _____________
- ☐ _____________

Médicaments pris

- ☐ Diabète
- ☐ Pression artérielle
- ☐ Gestion de la douleur (prescription)
- ☐ Douleur (over counter): _____________
- ☐ Thérapies Naturelles: _____________
- ☐ Autre: _____________
- ☐ Autre: _____________

Médicaments

- ☐ Pas de changement
- ☐ Posologie modifiée
- ☐ de _____________
- ☐ à _____________
- ☐ Médicaments modifiés
-    de _____________
-    à _____________

DAY

Apport alimentaire actuel

Boissons et boissons

☐ Lait ☐ jus ☐ Eau

☐ thé ☐ café ☐ Boisson douce / énergétique

L'hydratation

Petit déjeuner

____

____

____

Le déjeuner

____

____

____

Dîner

____

____

____

Des collations

____

____

☐ Fruit ☐ Des légumes ☐ Thé au gingembre

☐ Des céréales ☐ Les graisses

DATE: _____ / _____ / _____

Classement du jour

Dormir

Douleur	_____ / 10	Anxiété	_____ / 10	Allait au lit	_____ am / pm
Fatigue	_____ / 10	Une dépression	_____ / 10	S'endormir	_____ am / pm
La faiblesse	_____ / 10	Stress	_____ / 10	Se réveilla	_____ am / pm
Rigidité	_____ / 10	Colère	_____ / 10	total d'heures de sommeil	_____

Humeur générale _____   # des perturbations _____

Symptômes	Tentatives de secours	Notes de résultats

Activité

☐ Marche – distance _____

☐ Physiothérapie

☐ Exercice léger

☐ Gym

☐ Travaux ménagers

☐ _____

☐ _____

Médicaments pris

☐ Diabète

☐ Pression artérielle

☐ Gestion de la douleur (prescription)

☐ Douleur (over counter): _____

☐ Thérapies Naturelles: _____

☐ Autre: _____

☐ Autre: _____

Médicaments

☐ Pas de changement

☐ Posologie modifiée

☐ de _____

☐ à _____

☐ Médicaments modifiés

de _____

à _____

DAY

Apport alimentaire actuel

Boissons et boissons

☐ Lait ☐ jus ☐ Eau

☐ thé ☐ café ☐ Boisson douce / énergétique

L'hydratation

Petit déjeuner

____

____

____

Le déjeuner

____

____

____

Dîner

____

____

____

Des collations

____

____

☐ Fruit ☐ Des légumes ☐ Thé au gingembre

☐ Des céréales ☐ Les graisses

DATE: _____ / _____ / _____

Classement du jour

						Dormir	
Douleur	_____ / 10	Anxiété	_____ / 10	Allait au lit	_____ am / pm
Fatigue	_____ / 10	Une dépression	_____ / 10	S'endormir	_____ am / pm
La faiblesse	_____ / 10	Stress	_____ / 10	Se réveilla	_____ am / pm
Rigidité	_____ / 10	Colère	_____ / 10	total d'heures de sommeil	

Humeur générale _____________   # des perturbations _____________

Symptômes	Tentatives de secours	Notes de résultats

Activité

- ☐ Marche – distance _____________
- ☐ Physiothérapie
- ☐ Exercice léger
- ☐ Gym
- ☐ Travaux ménagers
- ☐ _____________
- ☐ _____________

Médicaments pris

- ☐ Diabète
- ☐ Pression artérielle
- ☐ Gestion de la douleur (prescription)
- ☐ Douleur (over counter): _____________
- ☐ Thérapies Naturelles: _____________
- ☐ Autre: _____________
- ☐ Autre: _____________

Médicaments

- ☐ Pas de changement
- ☐ Posologie modifiée
- ☐ de _____________
- ☐ à _____________
- ☐ Médicaments modifiés
- de _____________
- à _____________

DAY

Apport alimentaire actuel

Boissons et boissons

☐ Lait ☐ jus ☐ Eau

☐ thé ☐ café ☐ Boisson douce / énergétique

L'hydratation

Petit déjeuner

Le déjeuner

Dîner

Des collations

☐ Fruit ☐ Des légumes ☐ Thé au gingembre

☐ Des céréales ☐ Les graisses

DATE: _____ / _____ / _____

Classement du jour

		Dormir

Douleur _____ / 10   Anxiété _____ / 10   Allait au lit _____ am / pm

Fatigue _____ / 10   Une dépression _____ / 10   S'endormir _____ am / pm

La faiblesse _____ / 10   Stress _____ / 10   Se réveilla _____ am / pm

Rigidité _____ / 10   Colère _____ / 10   total d'heures de sommeil _____

Humeur générale _____   # des perturbations _____

Symptômes	Tentatives de secours	Notes de résultats

Activité

☐ Marche – distance _____

☐ Physiothérapie

☐ Exercice léger

☐ Gym

☐ Travaux ménagers

☐ _____

☐ _____

Médicaments pris

☐ Diabète

☐ Pression artérielle

☐ Gestion de la douleur (prescription)

☐ Douleur (over counter): _____

☐ Thérapies Naturelles: _____

☐ Autre: _____

☐ Autre: _____

Médicaments

☐ Pas de changement

☐ Posologie modifiée

☐ de _____

☐ à _____

☐ Médicaments modifiés

de _____

à _____

DAY

Apport alimentaire actuel

Boissons et boissons

☐ Lait ☐ jus ☐ Eau

☐ thé ☐ café ☐ Boisson douce / énergétique

L'hydratation

Petit déjeuner

____

____

____

Le déjeuner

____

____

____

Dîner

____

____

____

Des collations

____

____

☐ Fruit ☐ Des légumes ☐ Thé au gingembre

☐ Des céréales ☐ Les graisses

DATE: _____ / _____ / _____

Classement du jour

Dormir

Douleur	_____ / 10	Anxiété	_____ / 10	Allait au lit	_____ am / pm
Fatigue	_____ / 10	Une dépression	_____ / 10	S'endormir	_____ am / pm
La faiblesse	_____ / 10	Stress	_____ / 10	Se réveilla	_____ am / pm
Rigidité	_____ / 10	Colère	_____ / 10	total d'heures de sommeil	_____

Humeur générale _____   # des perturbations _____

Symptômes	Tentatives de secours	Notes de résultats

Activité

- ☐ Marche – distance _____
- ☐ Physiothérapie
- ☐ Exercice léger
- ☐ Gym
- ☐ Travaux ménagers
- ☐ _____
- ☐ _____

Médicaments pris

- ☐ Diabète
- ☐ Pression artérielle
- ☐ Gestion de la douleur (prescription)
- ☐ Douleur (over counter): _____
- ☐ Thérapies Naturelles: _____
- ☐ Autre: _____
- ☐ Autre: _____

Médicaments

- ☐ Pas de changement
- ☐ Posologie modifiée
  - ☐ de _____
  - ☐ à _____
- ☐ Médicaments modifiés
  - de _____
  - à _____

DAY

Apport alimentaire actuel

Boissons et boissons

☐ Lait ☐ jus ☐ Eau

☐ thé ☐ café ☐ Boisson douce / énergétique

L'hydratation

Petit déjeuner

Le déjeuner

Dîner

Des collations

☐ Fruit ☐ Des légumes ☐ Thé au gingembre

☐ Des céréales ☐ Les graisses

DATE: _____ / _____ / _____

Classement du jour

| | | | | | | Dormir | |

Douleur _____ / 10 | Anxiété _____ / 10 | Allait au lit _____ am / pm

Fatigue _____ / 10 | Une dépression _____ / 10 | S'endormir _____ am / pm

La faiblesse _____ / 10 | Stress _____ / 10 | Se réveilla _____ am / pm

Rigidité _____ / 10 | Colère _____ / 10 | total d'heures de _____

sommeil

Humeur générale _____   # des perturbations _____

Symptômes	Tentatives de secours	Notes de résultats

Activité

- ☐ Marche – distance _____
- ☐ Physiothérapie
- ☐ Exercice léger
- ☐ Gym
- ☐ Travaux ménagers
- ☐ _____
- ☐ _____

Médicaments pris

- ☐ Diabète
- ☐ Pression artérielle
- ☐ Gestion de la douleur (prescription)
- ☐ Douleur (over counter): _____
- ☐ Thérapies Naturelles: _____
- ☐ Autre: _____
- ☐ Autre: _____

Médicaments

- ☐ Pas de changement
- ☐ Posologie modifiée
  - ☐ de _____
  - ☐ à _____
- ☐ Médicaments modifiés
  - de _____
  - à _____

DAY

Apport alimentaire actuel

Boissons et boissons

☐ Lait ☐ jus ☐ Eau

☐ thé ☐ café ☐ Boisson douce / énergétique

L'hydratation

Petit déjeuner

Le déjeuner

Dîner

Des collations

☐ Fruit ☐ Des légumes ☐ Thé au gingembre

☐ Des céréales ☐ Les graisses

Résumé hebdomadaire

	Lundi	Mardi	Mercredi	Jeudi	Vendredi	Samedi	Dimanche
Douleur							
Fatigue							
La faiblesse							
Rigidité							
Dormir (heures totales)							
# Perturbations							

Instructions:

Utilisez les points et les tirets ci-dessous pour représenter graphiquement vos notes pour la semaine. Il est donc utile de voir les choses visuellement.

Le fond est égal à 0; le moyen est égal à 5; et le top est égal à 10

Résumé hebdomadaire

	Lundi	Mardi	Mercredi	Jeudi	Vendredi	Samedi	Dimanche
Anxiété							
Une dépression							
Stress							
Colère							
Brouillard cérébral / L'oubli							

DATE: _____ / _____ / _____

Classement du jour

Dormir

Douleur _____ / 10	Anxiété _____ / 10	Allait au lit _____ am / pm
Fatigue _____ / 10	Une dépression _____ / 10	S'endormir _____ am / pm
La faiblesse _____ / 10	Stress _____ / 10	Se réveilla _____ am / pm
Rigidité _____ / 10	Colère _____ / 10	total d'heures de sommeil _____

Humeur générale _____

des perturbations _____

Symptômes	Tentatives de secours	Notes de résultats

Activité

- ☐ Marche - distance _____
- ☐ Physiothérapie
- ☐ Exercice léger
- ☐ Gym
- ☐ Travaux ménagers
- ☐ _____
- ☐ _____

Médicaments pris

- ☐ Diabète
- ☐ Pression artérielle
- ☐ Gestion de la douleur (prescription)
- ☐ Douleur (over counter): _____
- ☐ Thérapies Naturelles: _____
- ☐ Autre: _____
- ☐ Autre: _____

Médicaments

- ☐ Pas de changement
- ☐ Posologie modifiée
  - de _____
  - à _____
- ☐ Médicaments modifiés
  - de _____
  - à _____

DAY

Apport alimentaire actuel

Boissons et boissons

☐ Lait ☐ jus ☐ Eau

☐ thé ☐ café ☐ Boisson douce / énergétique

L'hydratation

Petit déjeuner

____

____

____

Le déjeuner

____

____

____

____

Dîner

____

____

____

____

Des collations

____

____

☐ Fruit ☐ Des légumes ☐ Thé au gingembre

☐ Des céréales ☐ Les graisses

DATE: _____ / _____ / _____

Dormir

Classement du jour

Douleur	_____ / 10	Anxiété	_____ / 10
Fatigue	_____ / 10	Une dépression	_____ / 10
La faiblesse	_____ / 10	Stress	_____ / 10
Rigidité	_____ / 10	Colère	_____ / 10

Allait au lit _____ am / pm
S'endormir _____ am / pm
Se réveilla _____ am / pm
total d'heures de sommeil _____

Humeur générale _____

des perturbations _____

Symptômes	Tentatives de secours	Notes de résultats

Activité

- ☐ Marche – distance _____
- ☐ Physiothérapie
- ☐ Exercice léger
- ☐ Gym
- ☐ Travaux ménagers
- ☐ _____
- ☐ _____

Médicaments pris

- ☐ Diabète
- ☐ Pression artérielle
- ☐ Gestion de la douleur (prescription)
- ☐ Douleur (over counter): _____
- ☐ Thérapies Naturelles: _____
- ☐ Autre: _____
- ☐ Autre: _____

Médicaments

- ☐ Pas de changement
- ☐ Posologie modifiée
- ☐ de _____
- ☐ à _____
- ☐ Médicaments modifiés
- de _____
- à _____

DAY

Apport alimentaire actuel

Boissons et boissons

☐ Lait   ☐ jus   ☐ Eau

☐ thé   ☐ café   ☐ Boisson douce / énergétique

L'hydratation

Petit déjeuner

Le déjeuner

Dîner

Des collations

☐ Fruit   ☐ Des légumes   ☐ Thé au gingembre

☐ Des céréales   ☐ Les graisses

DATE: _____ / _____ / _____

Classement du jour

Dormir

Douleur	_____ / 10	Anxiété	_____ / 10	Allait au lit	_____ am / pm
Fatigue	_____ / 10	Une dépression	_____ / 10	S'endormir	_____ am / pm
La faiblesse	_____ / 10	Stress	_____ / 10	Se réveilla	_____ am / pm
Rigidité	_____ / 10	Colère	_____ / 10	total d'heures de sommeil	_____

Humeur générale _____   # des perturbations   _____

Symptômes	Tentatives de secours	Notes de résultats

Activité

- ☐ Marche – distance
- ☐ Physiothérapie
- ☐ Exercice léger
- ☐ Gym
- ☐ Travaux ménagers
- ☐ _____
- ☐ _____

Médicaments pris

- ☐ Diabète
- ☐ Pression artérielle
- ☐ Gestion de la douleur (prescription)
- ☐ Douleur (over counter): _____
- ☐ Thérapies Naturelles: _____
- ☐ Autre: _____
- ☐ Autre: _____

Médicaments

- ☐ Pas de changement
- ☐ Posologie modifiée
- ☐ de _____
- ☐ à _____
- ☐ Médicaments modifiés
- de _____
- à _____

DAY

Apport alimentaire actuel

Boissons et boissons

☐ Lait ☐ jus ☐ Eau

☐ thé ☐ café ☐ Boisson douce / énergétique

L'hydratation

Petit déjeuner

____

____

Le déjeuner

____

____

____

Dîner

____

____

____

Des collations

____

____

☐ Fruit ☐ Des légumes ☐ Thé au gingembre

☐ Des céréales ☐ Les graisses

DATE: _____ / _____ / _____

Classement du jour

Dormir

Douleur	_____ / 10	Anxiété	_____ / 10	Allait au lit _____ am / pm
Fatigue	_____ / 10	Une dépression	_____ / 10	S'endormir _____ am / pm
La faiblesse	_____ / 10	Stress	_____ / 10	Se réveilla _____ am / pm
Rigidité	_____ / 10	Colère	_____ / 10	total d'heures de sommeil _____

Humeur générale _____   # des perturbations _____

Symptômes	Tentatives de secours	Notes de résultats
_____	_____	_____
_____	_____	_____
_____	_____	_____
_____	_____	_____
_____	_____	_____
_____	_____	_____
_____	_____	_____
_____	_____	_____

Activité

- ☐ Marche – distance _____
- ☐ Physiothérapie
- ☐ Exercice léger
- ☐ Gym
- ☐ Travaux ménagers
- ☐ _____
- ☐ _____

Médicaments pris

- ☐ Diabète
- ☐ Pression artérielle
- ☐ Gestion de la douleur (prescription)
- ☐ Douleur (over counter): _____
- ☐ Thérapies Naturelles: _____
- ☐ Autre: _____
- ☐ Autre: _____

Médicaments

- ☐ Pas de changement
- ☐ Posologie modifiée
- ☐ de _____
- ☐ à _____
- ☐ Médicaments modifiés
- de _____
- à _____

DAY

Apport alimentaire actuel

Boissons et boissons

☐ Lait ☐ jus ☐ Eau

☐ thé ☐ café ☐ Boisson douce / énergétique

L'hydratation

Petit déjeuner

Le déjeuner

Dîner

Des collations

☐ Fruit ☐ Des légumes ☐ Thé au gingembre

☐ Des céréales ☐ Les graisses

DATE: _____ / _____ / _____

Classement du jour

Dormir

Douleur	_____ / 10	Anxiété	_____ / 10	Allait au lit	_____ am / pm
Fatigue	_____ / 10	Une dépression	_____ / 10	S'endormir	_____ am / pm
La faiblesse	_____ / 10	Stress	_____ / 10	Se réveilla	_____ am / pm
Rigidité	_____ / 10	Colère	_____ / 10	total d'heures de sommeil	_____

Humeur générale _____   # des perturbations _____

Symptômes	Tentatives de secours	Notes de résultats
_____	_____	_____
_____	_____	_____
_____	_____	_____
_____	_____	_____
_____	_____	_____
_____	_____	_____
_____	_____	_____
_____	_____	_____

Activité

- ☐ Marche – distance _____
- ☐ Physiothérapie
- ☐ Exercice léger
- ☐ Gym
- ☐ Travaux ménagers
- ☐ _____
- ☐ _____

Médicaments pris

- ☐ Diabète
- ☐ Pression artérielle
- ☐ Gestion de la douleur (prescription)
- ☐ Douleur (over counter): _____
- ☐ Thérapies Naturelles: _____
- ☐ Autre: _____
- ☐ Autre: _____

Médicaments

- ☐ Pas de changement
- ☐ Posologie modifiée
  - de _____
  - à _____
- ☐ Médicaments modifiés
  - de _____
  - à _____

DAY

Apport alimentaire actuel

Boissons et boissons

☐ Lait ☐ jus ☐ Eau

☐ thé ☐ café ☐ Boisson douce / énergétique

L'hydratation

Petit déjeuner

Le déjeuner

Dîner

Des collations

☐ Fruit ☐ Des légumes ☐ Thé au gingembre

☐ Des céréales ☐ Les graisses

DATE: _____ / _____ / _____

Classement du jour

					Dormir	
Douleur	_____ / 10	Anxiété	_____ / 10	Allait au lit	_____ am / pm
Fatigue	_____ / 10	Une dépression	_____ / 10	S'endormir	_____ am / pm
La faiblesse	_____ / 10	Stress	_____ / 10	Se réveilla	_____ am / pm
Rigidité	_____ / 10	Colère	_____ / 10	total d'heures de sommeil	_____

Humeur générale _____   # des perturbations   _____

Symptômes	Tentatives de secours	Notes de résultats

Activité

- ☐ Marche - distance _____
- ☐ Physiothérapie
- ☐ Exercice léger
- ☐ Gym
- ☐ Travaux ménagers
- ☐ _____
- ☐ _____

Médicaments pris

- ☐ Diabète
- ☐ Pression artérielle
- ☐ Gestion de la douleur (prescription)
- ☐ Douleur (over counter): _____
- ☐ Thérapies Naturelles: _____
- ☐ Autre: _____
- ☐ Autre: _____

Médicaments

- ☐ Pas de changement
- ☐ Posologie modifiée
- ☐ de _____
- ☐ à _____
- ☐ Médicaments modifiés
- de _____
- à _____

DAY

Apport alimentaire actuel

Boissons et boissons

☐ Lait ☐ jus ☐ Eau

☐ thé ☐ café ☐ Boisson douce / énergétique

L'hydratation

Petit déjeuner

Le déjeuner

Dîner

Des collations

☐ Fruit ☐ Des légumes ☐ Thé au gingembre

☐ Des céréales ☐ Les graisses

DATE: _____ / _____ / _____

Classement du jour

Dormir

Douleur	_____ / 10	Anxiété	_____ / 10	Allait au lit	_____ am / pm
Fatigue	_____ / 10	Une dépression	_____ / 10	S'endormir	_____ am / pm
La faiblesse	_____ / 10	Stress	_____ / 10	Se réveilla	_____ am / pm
Rigidité	_____ / 10	Colère	_____ / 10	total d'heures de sommeil	_____

Humeur générale _____   # des perturbations _____

Symptômes	Tentatives de secours	Notes de résultats

Activité

- ☐ Marche – distance
- ☐ Physiothérapie
- ☐ Exercice léger
- ☐ Gym
- ☐ Travaux ménagers
- ☐ _____
- ☐ _____

Médicaments pris

- ☐ Diabète
- ☐ Pression artérielle
- ☐ Gestion de la douleur (prescription)
- ☐ Douleur (over counter): _____
- ☐ Thérapies Naturelles: _____
- ☐ Autre: _____
- ☐ Autre: _____

Médicaments

- ☐ Pas de changement
- ☐ Posologie modifiée
    - de _____
    - à _____
- ☐ Médicaments modifiés
    - de _____
    - à _____

DAY

Apport alimentaire actuel

Boissons et boissons

☐ Lait ☐ jus ☐ Eau

☐ thé ☐ café ☐ Boisson douce / énergétique

L'hydratation

Petit déjeuner

Le déjeuner

Dîner

Des collations

☐ Fruit ☐ Des légumes ☐ Thé au gingembre

☐ Des céréales ☐ Les graisses

Résumé hebdomadaire

	Lundi	Mardi	Mercredi	Jeudi	Vendredi	Samedi	Dimanche
Douleur							
Fatigue							
La faiblesse							
Rigidité							
Dormir (heures totales)							
# Perturbations							

Instructions:

Utilisez les points et les tirets ci-dessous pour représenter graphiquement vos notes pour la semaine. Il est donc utile de voir les choses visuellement.

Le fond est égal à 0; le moyen est égal à 5; et le top est égal à 10

Résumé hebdomadaire

	Lundi	Mardi	Mercredi	Jeudi	Vendredi	Samedi	Dimanche
Anxiété							
Une dépression							
Stress							
Colère							
Brouillard cérébral / L'oubli							

DATE: _____ / _____ / _____

Classement du jour

					Dormir	
Douleur	_____ / 10	Anxiété	_____ / 10	Allait au lit	_____ am / pm
Fatigue	_____ / 10	Une dépression	_____ / 10	S'endormir	_____ am / pm
La faiblesse	_____ / 10	Stress	_____ / 10	Se réveilla	_____ am / pm
Rigidité	_____ / 10	Colère	_____ / 10	total d'heures de sommeil	_____

Humeur générale _____ # des perturbations _____

Symptômes	Tentatives de secours	Notes de résultats

Activité
- ☐ Marche – distance _____
- ☐ Physiothérapie
- ☐ Exercice léger
- ☐ Gym
- ☐ Travaux ménagers
- ☐ _____
- ☐ _____

Médicaments pris
- ☐ Diabète
- ☐ Pression artérielle
- ☐ Gestion de la douleur (prescription)
- ☐ Douleur (over counter): _____
- ☐ Thérapies Naturelles: _____
- ☐ Autre: _____
- ☐ Autre: _____

Médicaments
- ☐ Pas de changement
- ☐ Posologie modifiée
  - de _____
  - à _____
- ☐ Médicaments modifiés
  - de _____
  - à _____

DAY

Apport alimentaire actuel

Boissons et boissons

☐ Lait   ☐ jus   ☐ Eau

☐ thé   ☐ café   ☐ Boisson douce / énergétique

L'hydratation

Petit déjeuner

____

____

____

Le déjeuner

____

____

____

____

Dîner

____

____

____

____

Des collations

____

____

☐ Fruit   ☐ Des légumes   ☐ Thé au gingembre

☐ Des céréales   ☐ Les graisses

DATE: _____ / _____ / _____

Classement du jour

Dormir

Douleur	_____ / 10	Anxiété	_____ / 10
Fatigue	_____ / 10	Une dépression	_____ / 10
La faiblesse	_____ / 10	Stress	_____ / 10
Rigidité	_____ / 10	Colère	_____ / 10

Allait au lit _____ am / pm

S'endormir _____ am / pm

Se réveilla _____ am / pm

total d'heures de sommeil _____

Humeur générale _____

\# des perturbations _____

Symptômes	Tentatives de secours	Notes de résultats

Activité

- ☐ Marche – distance _____
- ☐ Physiothérapie
- ☐ Exercice léger
- ☐ Gym
- ☐ Travaux ménagers
- ☐ _____
- ☐ _____

Médicaments pris

- ☐ Diabète
- ☐ Pression artérielle
- ☐ Gestion de la douleur (prescription)
- ☐ Douleur (over counter): _____
- ☐ Thérapies Naturelles: _____
- ☐ Autre: _____
- ☐ Autre: _____

Médicaments

- ☐ Pas de changement
- ☐ Posologie modifiée
- ☐ de _____
- ☐ à _____
- ☐ Médicaments modifiés
- de _____
- à _____

DAY

Apport alimentaire actuel

Boissons et boissons

☐ Lait ☐ jus ☐ Eau

☐ thé ☐ café ☐ Boisson douce / énergétique

L'hydratation

Petit déjeuner

Le déjeuner

Dîner

Des collations

☐ Fruit ☐ Des légumes ☐ Thé au gingembre

☐ Des céréales ☐ Les graisses

DATE: _____ / _____ / _____

Classement du jour

Dormir

Douleur	_____ / 10	Anxiété	_____ / 10	Allait au lit	_____ am / pm
Fatigue	_____ / 10	Une dépression	_____ / 10	S'endormir	_____ am / pm
La faiblesse	_____ / 10	Stress	_____ / 10	Se réveilla	_____ am / pm
Rigidité	_____ / 10	Colère	_____ / 10	total d'heures de sommeil	_____

Humeur générale _____

des perturbations _____

Symptômes	Tentatives de secours	Notes de résultats

Activité

- ☐ Marche – distance _____
- ☐ Physiothérapie
- ☐ Exercice léger
- ☐ Gym
- ☐ Travaux ménagers
- ☐ _____
- ☐ _____

Médicaments pris

- ☐ Diabète
- ☐ Pression artérielle
- ☐ Gestion de la douleur (prescription)
- ☐ Douleur (over counter): _____
- ☐ Thérapies Naturelles: _____
- ☐ Autre: _____
- ☐ Autre: _____

Médicaments

- ☐ Pas de changement
- ☐ Posologie modifiée
  - de _____
  - à _____
- ☐ Médicaments modifiés
  - de _____
  - à _____

DAY

Apport alimentaire actuel

Boissons et boissons

- ☐ Lait ☐ jus ☐ Eau
- ☐ thé ☐ café ☐ Boisson douce / énergétique

L'hydratation

Petit déjeuner

Le déjeuner

Dîner

Des collations

- ☐ Fruit ☐ Des légumes ☐ Thé au gingembre
- ☐ Des céréales ☐ Les graisses

DATE: _____ / _____ / _____

Classement du jour

Dormir

Douleur _____ / 10	Anxiété _____ / 10	Allait au lit _____ am / pm
Fatigue _____ / 10	Une dépression _____ / 10	S'endormir _____ am / pm
La faiblesse _____ / 10	Stress _____ / 10	Se réveilla _____ am / pm
Rigidité _____ / 10	Colère _____ / 10	total d'heures de sommeil _____

Humeur générale _____   # des perturbations _____

Symptômes	Tentatives de secours	Notes de résultats

Activité

☐ Marche – distance _____

☐ Physiothérapie

☐ Exercice léger

☐ Gym

☐ Travaux ménagers

☐ _____

☐ _____

Médicaments pris

☐ Diabète

☐ Pression artérielle

☐ Gestion de la douleur (prescription)

☐ Douleur (over counter): _____

☐ Thérapies Naturelles: _____

☐ Autre: _____

☐ Autre: _____

Médicaments

☐ Pas de changement

☐ Posologie modifiée

☐ de _____

☐ à _____

☐ Médicaments modifiés

de _____

à _____

DAY

Apport alimentaire actuel

Boissons et boissons

- ☐ Lait
- ☐ jus
- ☐ Eau
- ☐ thé
- ☐ café
- ☐ Boisson douce / énergétique

L'hydratation

Petit déjeuner

Le déjeuner

Dîner

Des collations

- ☐ Fruit
- ☐ Des légumes
- ☐ Thé au gingembre
- ☐ Des céréales
- ☐ Les graisses

DATE: _____ / _____ / _____

Classement du jour

Dormir

Douleur	_____ / 10	Anxiété	_____ / 10
Fatigue	_____ / 10	Une dépression	_____ / 10
La faiblesse	_____ / 10	Stress	_____ / 10
Rigidité	_____ / 10	Colère	_____ / 10

Allait au lit _____ am / pm
S'endormir _____ am / pm
Se réveilla _____ am / pm
total d'heures de sommeil _____

Humeur générale _____

des perturbations _____

Symptômes	Tentatives de secours	Notes de résultats

Activité

☐ Marche – distance
☐ Physiothérapie
☐ Exercice léger
☐ Gym
☐ Travaux ménagers
☐ _____
☐ _____

Médicaments pris

☐ Diabète
☐ Pression artérielle
☐ Gestion de la douleur (prescription)
☐ Douleur (over counter): _____
☐ Thérapies Naturelles: _____
☐ Autre: _____
☐ Autre: _____

Médicaments

☐ Pas de changement
☐ Posologie modifiée
☐ de _____
☐ à _____
☐ Médicaments modifiés
☐ de _____
☐ à _____

DAY

Apport alimentaire actuel

Boissons et boissons

- ☐ Lait   ☐ jus   ☐ Eau
- ☐ thé   ☐ café   ☐ Boisson douce / énergétique

L'hydratation

Petit déjeuner

Le déjeuner

Dîner

Des collations

- ☐ Fruit   ☐ Des légumes   ☐ Thé au gingembre
- ☐ Des céréales   ☐ Les graisses

DATE: _____ / _____ / _____

Classement du jour

						Dormir
Douleur	_____ / 10	Anxiété	_____ / 10	Allait au lit	_____ am / pm
Fatigue	_____ / 10	Une dépression	_____ / 10	S'endormir	_____ am / pm
La faiblesse	_____ / 10	Stress	_____ / 10	Se réveilla	_____ am / pm
Rigidité	_____ / 10	Colère	_____ / 10	total d'heures de sommeil	_____

Humeur générale _____   # des perturbations _____

Symptômes	Tentatives de secours	Notes de résultats

Activité

☐ Marche – distance _____

☐ Physiothérapie
☐ Exercice léger
☐ Gym
☐ Travaux ménagers
☐ _____
☐ _____

Médicaments pris

☐ Diabète

☐ Pression artérielle
☐ Gestion de la douleur (prescription)
☐ Douleur (over counter): _____
☐ Thérapies Naturelles: _____
☐ Autre: _____
☐ Autre: _____

Médicaments

☐ Pas de changement

☐ Posologie modifiée
☐ de _____
☐ à _____
☐ Médicaments modifiés
   de _____
   à _____

DAY

Apport alimentaire actuel

Boissons et boissons

- ☐ Lait
- ☐ jus
- ☐ Eau
- ☐ thé
- ☐ café
- ☐ Boisson douce / énergétique

L'hydratation

Petit déjeuner

____

____

Le déjeuner

____

____

____

Dîner

____

____

____

Des collations

____

- ☐ Fruit
- ☐ Des légumes
- ☐ Thé au gingembre
- ☐ Des céréales
- ☐ Les graisses

DATE: _____ / _____ / _____

Classement du jour

Dormir

Douleur	_____ / 10	Anxiété	_____ / 10	Allait au lit	_____ am / pm
Fatigue	_____ / 10	Une dépression	_____ / 10	S'endormir	_____ am / pm
La faiblesse	_____ / 10	Stress	_____ / 10	Se réveilla	_____ am / pm
Rigidité	_____ / 10	Colère	_____ / 10	total d'heures de sommeil	_____

Humeur générale _____ # des perturbations _____

Symptômes	Tentatives de secours	Notes de résultats

Activité

- ☐ Marche – distance _____
- ☐ Physiothérapie
- ☐ Exercice léger
- ☐ Gym
- ☐ Travaux ménagers
- ☐ _____
- ☐ _____

Médicaments pris

- ☐ Diabète
- ☐ Pression artérielle
- ☐ Gestion de la douleur (prescription)
- ☐ Douleur (over counter): _____
- ☐ Thérapies Naturelles: _____
- ☐ Autre: _____
- ☐ Autre: _____

Médicaments

- ☐ Pas de changement
- ☐ Posologie modifiée
- ☐ de _____
- ☐ à _____
- ☐ Médicaments modifiés
  - de _____
  - à _____

DAY

Apport alimentaire actuel

Boissons et boissons

☐ Lait ☐ jus ☐ Eau

☐ thé ☐ café ☐ Boisson douce / énergétique

L'hydratation

Petit déjeuner

Le déjeuner

Dîner

Des collations

☐ Fruit ☐ Des légumes ☐ Thé au gingembre

☐ Des céréales ☐ Les graisses

Résumé hebdomadaire

	Lundi	Mardi	Mercredi	Jeudi	Vendredi	Samedi	Dimanche
Douleur							
Fatigue							
La faiblesse							
Rigidité							
Dormir (heures totales)							
# Perturbations							

Instructions:

Utilisez les points et les tirets ci-dessous pour représenter graphiquement vos notes pour la semaine. Il est donc utile de voir les choses visuellement.

Le fond est égal à 0; le moyen est égal à 5; et le top est égal à 10

Résumé hebdomadaire

	Lundi	Mardi	Mercredi	Jeudi	Vendredi	Samedi	Dimanche
Anxiété							
Une dépression							
Stress							
Colère							
Brouillard cérébral / L'oubli							

DATE: _____ / _____ / _____

Classement du jour

Dormir

Douleur _____ / 10	Anxiété _____ / 10	Allait au lit _____ am / pm
Fatigue _____ / 10	Une dépression _____ / 10	S'endormir _____ am / pm
La faiblesse _____ / 10	Stress _____ / 10	Se réveilla _____ am / pm
Rigidité _____ / 10	Colère _____ / 10	total d'heures de sommeil _____

Humeur générale _____   # des perturbations _____

Symptômes	Tentatives de secours	Notes de résultats

Activité

- ☐ Marche - distance _____
- ☐ Physiothérapie
- ☐ Exercice léger
- ☐ Gym
- ☐ Travaux ménagers
- ☐ _____
- ☐ _____

Médicaments pris

- ☐ Diabète
- ☐ Pression artérielle
- ☐ Gestion de la douleur (prescription)
- ☐ Douleur (over counter): _____
- ☐ Thérapies Naturelles: _____
- ☐ Autre: _____
- ☐ Autre: _____

Médicaments

- ☐ Pas de changement
- ☐ Posologie modifiée
- ☐ de _____
- ☐ à _____
- ☐ Médicaments modifiés
- de _____
- à _____

DAY

Apport alimentaire actuel

Boissons et boissons

- ☐ Lait   ☐ jus   ☐ Eau
- ☐ thé   ☐ café   ☐ Boisson douce / énergétique

L'hydratation

Petit déjeuner

Le déjeuner

Dîner

Des collations

- ☐ Fruit   ☐ Des légumes   ☐ Thé au gingembre
- ☐ Des céréales   ☐ Les graisses

DATE: _____ / _____ / _____

Classement du jour

Dormir

Douleur	_____ / 10	Anxiété	_____ / 10	Allait au lit	_____ am / pm
Fatigue	_____ / 10	Une dépression	_____ / 10	S'endormir	_____ am / pm
La faiblesse	_____ / 10	Stress	_____ / 10	Se réveilla	_____ am / pm
Rigidité	_____ / 10	Colère	_____ / 10	total d'heures de sommeil	_____

Humeur générale _____   # des perturbations   _____

Symptômes	Tentatives de secours	Notes de résultats
_____	_____	_____
_____	_____	_____
_____	_____	_____
_____	_____	_____
_____	_____	_____
_____	_____	_____
_____	_____	_____
_____	_____	_____

Activité

☐ Marche – distance _____

☐ Physiothérapie

☐ Exercice léger

☐ Gym

☐ Travaux ménagers

☐ _____

☐ _____

Médicaments pris

☐ Diabète

☐ Pression artérielle

☐ Gestion de la douleur (prescription)

☐ Douleur (over counter): _____

☐ Thérapies Naturelles: _____

☐ Autre: _____

☐ Autre: _____

Médicaments

☐ Pas de changement

☐ Posologie modifiée

☐ de _____

☐ à _____

☐ Médicaments modifiés

de _____

à _____

DAY

Apport alimentaire actuel

Boissons et boissons

☐ Lait ☐ jus ☐ Eau

☐ thé ☐ café ☐ Boisson douce / énergétique

L'hydratation

Petit déjeuner

____

____

____

Le déjeuner

____

____

____

Dîner

____

____

____

Des collations

____

____

☐ Fruit ☐ Des légumes ☐ Thé au gingembre

☐ Des céréales ☐ Les graisses

DATE: _____ / _____ / _____

Classement du jour

Dormir

Douleur	_____ / 10	Anxiété	_____ / 10	Allait au lit	_____ am / pm
Fatigue	_____ / 10	Une dépression	_____ / 10	S'endormir	_____ am / pm
La faiblesse	_____ / 10	Stress	_____ / 10	Se réveilla	_____ am / pm
Rigidité	_____ / 10	Colère	_____ / 10	total d'heures de sommeil	_____

Humeur générale _____   # des perturbations _____

Symptômes	Tentatives de secours	Notes de résultats

Activité

- ☐ Marche – distance _____
- ☐ Physiothérapie
- ☐ Exercice léger
- ☐ Gym
- ☐ Travaux ménagers
- ☐ _____
- ☐ _____

Médicaments pris

- ☐ Diabète
- ☐ Pression artérielle
- ☐ Gestion de la douleur (prescription)
- ☐ Douleur (over counter): _____
- ☐ Thérapies Naturelles: _____
- ☐ Autre: _____
- ☐ Autre: _____

Médicaments

- ☐ Pas de changement
- ☐ Posologie modifiée
  - de _____
  - à _____
- ☐ Médicaments modifiés
  - de _____
  - à _____

DAY

Apport alimentaire actuel

Boissons et boissons

☐ Lait ☐ jus ☐ Eau

☐ thé ☐ café ☐ Boisson douce / énergétique

L'hydratation

Petit déjeuner

Le déjeuner

Dîner

Des collations

☐ Fruit ☐ Des légumes ☐ Thé au gingembre

☐ Des céréales ☐ Les graisses

DATE: _____ / _____ / _____

Classement du jour

Dormir

Douleur	_____ / 10	Anxiété	_____ / 10
Fatigue	_____ / 10	Une dépression	_____ / 10
La faiblesse	_____ / 10	Stress	_____ / 10
Rigidité	_____ / 10	Colère	_____ / 10

Allait au lit _____ am / pm

S'endormir _____ am / pm

Se réveilla _____ am / pm

total d'heures de sommeil _____

Humeur générale _____

des perturbations _____

Symptômes	Tentatives de secours	Notes de résultats

Activité

- ☐ Marche – distance _____
- ☐ Physiothérapie
- ☐ Exercice léger
- ☐ Gym
- ☐ Travaux ménagers
- ☐ _____
- ☐ _____

Médicaments pris

- ☐ Diabète
- ☐ Pression artérielle
- ☐ Gestion de la douleur (prescription)
- ☐ Douleur (over counter): _____
- ☐ Thérapies Naturelles: _____
- ☐ Autre: _____
- ☐ Autre: _____

Médicaments

- ☐ Pas de changement
- ☐ Posologie modifiée
- ☐ de _____
- ☐ à _____
- ☐ Médicaments modifiés
- de _____
- à _____

DAY

Apport alimentaire actuel

Boissons et boissons

- ☐ Lait   ☐ jus   ☐ Eau
- ☐ thé   ☐ café   ☐ Boisson douce / énergétique

L'hydratation

Petit déjeuner

____

____

____

Le déjeuner

____

____

____

____

Dîner

____

____

____

____

Des collations

____

____

- ☐ Fruit   ☐ Des légumes   ☐ Thé au gingembre
- ☐ Des céréales   ☐ Les graisses

DATE: _____ / _____ / _____

Classement du jour

Dormir

Douleur	_____ / 10	Anxiété	_____ / 10	Allait au lit	_____ am / pm
Fatigue	_____ / 10	Une dépression	_____ / 10	S'endormir	_____ am / pm
La faiblesse	_____ / 10	Stress	_____ / 10	Se réveilla	_____ am / pm
Rigidité	_____ / 10	Colère	_____ / 10	total d'heures de sommeil	_____

Humeur générale _____   # des perturbations _____

Symptômes	Tentatives de secours	Notes de résultats

Activité

- ☐ Marche – distance _____
- ☐ Physiothérapie
- ☐ Exercice léger
- ☐ Gym
- ☐ Travaux ménagers
- ☐ _____
- ☐ _____

Médicaments pris

- ☐ Diabète
- ☐ Pression artérielle
- ☐ Gestion de la douleur (prescription)
- ☐ Douleur (over counter): _____
- ☐ Thérapies Naturelles: _____
- ☐ Autre: _____
- ☐ Autre: _____

Médicaments

- ☐ Pas de changement
- ☐ Posologie modifiée
- ☐ de _____
- ☐ à _____
- ☐ Médicaments modifiés
- de _____
- à _____

DAY

Apport alimentaire actuel

Boissons et boissons

- ☐ Lait
- ☐ jus
- ☐ Eau
- ☐ thé
- ☐ café
- ☐ Boisson douce / énergétique

L'hydratation

Petit déjeuner

Le déjeuner

Dîner

Des collations

- ☐ Fruit
- ☐ Des légumes
- ☐ Thé au gingembre
- ☐ Des céréales
- ☐ Les graisses

DATE: _____ / _____ / _____

Classement du jour

Dormir

Douleur	_____ / 10	Anxiété	_____ / 10	Allait au lit	_____ am / pm
Fatigue	_____ / 10	Une dépression	_____ / 10	S'endormir	_____ am / pm
La faiblesse	_____ / 10	Stress	_____ / 10	Se réveilla	_____ am / pm
Rigidité	_____ / 10	Colère	_____ / 10	total d'heures de sommeil	

Humeur générale _____

des perturbations _____

Symptômes	Tentatives de secours	Notes de résultats

Activité

- ☐ Marche – distance _____
- ☐ Physiothérapie
- ☐ Exercice léger
- ☐ Gym
- ☐ Travaux ménagers
- ☐ _____
- ☐ _____

Médicaments pris

- ☐ Diabète
- ☐ Pression artérielle
- ☐ Gestion de la douleur (prescription)
- ☐ Douleur (over counter): _____
- ☐ Thérapies Naturelles: _____
- ☐ Autre: _____
- ☐ Autre: _____

Médicaments

- ☐ Pas de changement
- ☐ Posologie modifiée
- ☐ de _____
- ☐ à _____
- ☐ Médicaments modifiés
- de _____
- à _____

DAY

Apport alimentaire actuel

Boissons et boissons

☐ Lait ☐ jus ☐ Eau

☐ thé ☐ café ☐ Boisson douce / énergétique

L'hydratation

Petit déjeuner

Le déjeuner

Dîner

Des collations

☐ Fruit ☐ Des légumes ☐ Thé au gingembre

☐ Des céréales ☐ Les graisses

DATE: _____ / _____ / _____

Dormir

Classement du jour

					Dormir	
Douleur	_____ / 10	Anxiété	_____ / 10	Allait au lit	_____ am / pm
Fatigue	_____ / 10	Une dépression	_____ / 10	S'endormir	_____ am / pm
La faiblesse	_____ / 10	Stress	_____ / 10	Se réveilla	_____ am / pm
Rigidité	_____ / 10	Colère	_____ / 10	total d'heures de sommeil	_____

Humeur générale _____   # des perturbations _____

Symptômes	Tentatives de secours	Notes de résultats

Activité

- ☐ Marche – distance
- ☐ Physiothérapie
- ☐ Exercice léger
- ☐ Gym
- ☐ Travaux ménagers
- ☐ _____
- ☐ _____

Médicaments pris

- ☐ Diabète
- ☐ Pression artérielle
- ☐ Gestion de la douleur (prescription)
- ☐ Douleur (over counter): _____
- ☐ Thérapies Naturelles: _____
- ☐ Autre: _____
- ☐ Autre: _____

Médicaments

- ☐ Pas de changement
- ☐ Posologie modifiée
- ☐ de _____
- ☐ à _____
- ☐ Médicaments modifiés
  - de _____
  - à _____

DAY

Apport alimentaire actuel

Boissons et boissons

- ☐ Lait ☐ jus ☐ Eau
- ☐ thé ☐ café ☐ Boisson douce / énergétique

L'hydratation

Petit déjeuner

Le déjeuner

Dîner

Des collations

- ☐ Fruit ☐ Des légumes ☐ Thé au gingembre
- ☐ Des céréales ☐ Les graisses

Résumé hebdomadaire

	Lundi	Mardi	Mercredi	Jeudi	Vendredi	Samedi	Dimanche
Douleur							
Fatigue							
La faiblesse							
Rigidité							
Dormir (heures totales)							
# Perturbations							

Instructions:

Utilisez les points et les tirets ci-dessous pour représenter graphiquement vos notes pour la semaine. Il est donc utile de voir les choses visuellement.

Le fond est égal à 0; le moyen est égal à 5; et le top est égal à 10

Résumé hebdomadaire

	Lundi	Mardi	Mercredi	Jeudi	Vendredi	Samedi	Dimanche
Anxiété							
Une dépression							
Stress							
Colère							
Brouillard cérébral / L'oubli							

DATE: _____ / _____ / _____

Classement du jour

			Dormir
Douleur	_____ / 10	Anxiété _____ / 10	Allait au lit _____ am / pm
Fatigue	_____ / 10	Une dépression _____ / 10	S'endormir _____ am / pm
La faiblesse	_____ / 10	Stress _____ / 10	Se réveilla _____ am / pm
Rigidité	_____ / 10	Colère _____ / 10	total d'heures de sommeil _____

Humeur générale _____   # des perturbations _____

Symptômes	Tentatives de secours	Notes de résultats

Activité

- ☐ Marche – distance _____
- ☐ Physiothérapie
- ☐ Exercice léger
- ☐ Gym
- ☐ Travaux ménagers
- ☐ _____
- ☐ _____

Médicaments pris

- ☐ Diabète
- ☐ Pression artérielle
- ☐ Gestion de la douleur (prescription)
- ☐ Douleur (over counter): _____
- ☐ Thérapies Naturelles: _____
- ☐ Autre: _____
- ☐ Autre: _____

Médicaments

- ☐ Pas de changement
- ☐ Posologie modifiée
  - de _____
  - à _____
- ☐ Médicaments modifiés
  - de _____
  - à _____

DAY

Apport alimentaire actuel

Boissons et boissons

- ☐ Lait
- ☐ jus
- ☐ Eau
- ☐ thé
- ☐ café
- ☐ Boisson douce / énergétique

L'hydratation

Petit déjeuner

Le déjeuner

Dîner

Des collations

- ☐ Fruit
- ☐ Des légumes
- ☐ Thé au gingembre
- ☐ Des céréales
- ☐ Les graisses

DATE: _____ / _____ / _____

Classement du jour

Dormir

Douleur	_____ / 10	Anxiété	_____ / 10	Allait au lit	_____ am / pm
Fatigue	_____ / 10	Une dépression	_____ / 10	S'endormir	_____ am / pm
La faiblesse	_____ / 10	Stress	_____ / 10	Se réveilla	_____ am / pm
Rigidité	_____ / 10	Colère	_____ / 10	total d'heures de sommeil	_____

Humeur générale _____   # des perturbations _____

Symptômes	Tentatives de secours	Notes de résultats

Activité

- ☐ Marche – distance _____
- ☐ Physiothérapie
- ☐ Exercice léger
- ☐ Gym
- ☐ Travaux ménagers
- ☐ _____
- ☐ _____

Médicaments pris

- ☐ Diabète
- ☐ Pression artérielle
- ☐ Gestion de la douleur (prescription)
- ☐ Douleur (over counter): _____
- ☐ Thérapies Naturelles: _____
- ☐ Autre: _____
- ☐ Autre: _____

Médicaments

- ☐ Pas de changement
- ☐ Posologie modifiée
  - ☐ de _____
  - ☐ à _____
- ☐ Médicaments modifiés
  - de _____
  - à _____

DAY

Apport alimentaire actuel

Boissons et boissons

- ☐ Lait   ☐ jus   ☐ Eau
- ☐ thé   ☐ café   ☐ Boisson douce / énergétique

L'hydratation

Petit déjeuner

Le déjeuner

Dîner

Des collations

- ☐ Fruit   ☐ Des légumes   ☐ Thé au gingembre
- ☐ Des céréales   ☐ Les graisses

DATE: _____ / _____ / _____

Classement du jour

Dormir

Douleur	_____ / 10	Anxiété	_____ / 10	Allait au lit	_____ am / pm
Fatigue	_____ / 10	Une dépression	_____ / 10	S'endormir	_____ am / pm
La faiblesse	_____ / 10	Stress	_____ / 10	Se réveilla	_____ am / pm
Rigidité	_____ / 10	Colère	_____ / 10	total d'heures de sommeil	_____

Humeur générale _____   # des perturbations _____

Symptômes	Tentatives de secours	Notes de résultats
__________	__________	__________
__________	__________	__________
__________	__________	__________
__________	__________	__________
__________	__________	__________
__________	__________	__________
__________	__________	__________
__________	__________	__________

Activité

- ☐ Marche – distance __________
- ☐ Physiothérapie
- ☐ Exercice léger
- ☐ Gym
- ☐ Travaux ménagers
- ☐ __________
- ☐ __________

Médicaments pris

- ☐ Diabète
- ☐ Pression artérielle
- ☐ Gestion de la douleur (prescription)
- ☐ Douleur (over counter): __________
- ☐ Thérapies Naturelles: __________
- ☐ Autre: __________
- ☐ Autre: __________

Médicaments

- ☐ Pas de changement
- ☐ Posologie modifiée
  - ☐ de __________
  - ☐ à __________
- ☐ Médicaments modifiés
  - de __________
  - à __________

DAY

Apport alimentaire actuel

Boissons et boissons

☐ Lait ☐ jus ☐ Eau

☐ thé ☐ café ☐ Boisson douce / énergétique

L'hydratation

Petit déjeuner

____

____

Le déjeuner

____

____

____

Dîner

____

____

____

Des collations

____

____

☐ Fruit ☐ Des légumes ☐ Thé au gingembre

☐ Des céréales ☐ Les graisses

DATE: _____ / _____ / _____

Classement du jour

Dormir

Douleur	_____ / 10	Anxiété	_____ / 10	Allait au lit	_____ am / pm
Fatigue	_____ / 10	Une dépression	_____ / 10	S'endormir	_____ am / pm
La faiblesse	_____ / 10	Stress	_____ / 10	Se réveilla	_____ am / pm
Rigidité	_____ / 10	Colère	_____ / 10	total d'heures de sommeil	_____

Humeur générale _____   # des perturbations _____

Symptômes	Tentatives de secours	Notes de résultats

Activité

- ☐ Marche – distance _____
- ☐ Physiothérapie
- ☐ Exercice léger
- ☐ Gym
- ☐ Travaux ménagers
- ☐ _____
- ☐ _____

Médicaments pris

- ☐ Diabète
- ☐ Pression artérielle
- ☐ Gestion de la douleur (prescription)
- ☐ Douleur (over counter): _____
- ☐ Thérapies Naturelles: _____
- ☐ Autre: _____
- ☐ Autre: _____

Médicaments

- ☐ Pas de changement
- ☐ Posologie modifiée
- ☐ de _____
- ☐ à _____
- ☐ Médicaments modifiés
- de _____
- à _____

DAY

Apport alimentaire actuel

Boissons et boissons

☐ Lait ☐ jus ☐ Eau

☐ thé ☐ café ☐ Boisson douce / énergétique

L'hydratation

Petit déjeuner

Le déjeuner

Dîner

Des collations

☐ Fruit ☐ Des légumes ☐ Thé au gingembre

☐ Des céréales ☐ Les graisses

DATE: _____ / _____ / _____

Classement du jour

Dormir

Douleur	_____ / 10	Anxiété	_____ / 10	Allait au lit	_____ am / pm
Fatigue	_____ / 10	Une dépression	_____ / 10	S'endormir	_____ am / pm
La faiblesse	_____ / 10	Stress	_____ / 10	Se réveilla	_____ am / pm
Rigidité	_____ / 10	Colère	_____ / 10	total d'heures de sommeil	_____

Humeur générale _____   # des perturbations _____

Symptômes	Tentatives de secours	Notes de résultats

Activité

- ☐ Marche – distance _____
- ☐ Physiothérapie
- ☐ Exercice léger
- ☐ Gym
- ☐ Travaux ménagers
- ☐ _____
- ☐ _____

Médicaments pris

- ☐ Diabète
- ☐ Pression artérielle
- ☐ Gestion de la douleur (prescription)
- ☐ Douleur (over counter): _____
- ☐ Thérapies Naturelles: _____
- ☐ Autre: _____
- ☐ Autre: _____

Médicaments

- ☐ Pas de changement
- ☐ Posologie modifiée
  - de _____
  - à _____
- ☐ Médicaments modifiés
  - de _____
  - à _____

DAY

Apport alimentaire actuel

Boissons et boissons

- ☐ Lait   ☐ jus   ☐ Eau
- ☐ thé   ☐ café   ☐ Boisson douce / énergétique

L'hydratation

Petit déjeuner

Le déjeuner

Dîner

Des collations

- ☐ Fruit   ☐ Des légumes   ☐ Thé au gingembre
- ☐ Des céréales   ☐ Les graisses

DATE: _____ / _____ / _____

Classement du jour

Dormir

Douleur	_____ / 10	Anxiété	_____ / 10	Allait au lit	_____ am / pm
Fatigue	_____ / 10	Une dépression	_____ / 10	S'endormir	_____ am / pm
La faiblesse	_____ / 10	Stress	_____ / 10	Se réveilla	_____ am / pm
Rigidité	_____ / 10	Colère	_____ / 10	total d'heures de sommeil	_____

Humeur générale _____   # des perturbations _____

Symptômes	Tentatives de secours	Notes de résultats

Activité

- ☐ Marche – distance _____
- ☐ Physiothérapie
- ☐ Exercice léger
- ☐ Gym
- ☐ Travaux ménagers
- ☐ _____
- ☐ _____

Médicaments pris

- ☐ Diabète
- ☐ Pression artérielle
- ☐ Gestion de la douleur (prescription)
- ☐ Douleur (over counter): _____
- ☐ Thérapies Naturelles: _____
- ☐ Autre: _____
- ☐ Autre: _____

Médicaments

- ☐ Pas de changement
- ☐ Posologie modifiée
  - de _____
  - à _____
- ☐ Médicaments modifiés
  - de _____
  - à _____

DAY

Apport alimentaire actuel

Boissons et boissons

☐ Lait ☐ jus ☐ Eau

☐ thé ☐ café ☐ Boisson douce / énergétique

L'hydratation

Petit déjeuner

Le déjeuner

Dîner

Des collations

☐ Fruit ☐ Des légumes ☐ Thé au gingembre

☐ Des céréales ☐ Les graisses

DATE: _____ / _____ / _____

Classement du jour

Dormir

Douleur	_____ / 10	Anxiété	_____ / 10	Allait au lit	_____ am / pm
Fatigue	_____ / 10	Une dépression	_____ / 10	S'endormir	_____ am / pm
La faiblesse	_____ / 10	Stress	_____ / 10	Se réveilla	_____ am / pm
Rigidité	_____ / 10	Colère	_____ / 10	total d'heures de sommeil	_____

Humeur générale _____

des perturbations _____

Symptômes	Tentatives de secours	Notes de résultats

Activité

- ☐ Marche – distance _____
- ☐ Physiothérapie
- ☐ Exercice léger
- ☐ Gym
- ☐ Travaux ménagers
- ☐ _____
- ☐ _____

Médicaments pris

- ☐ Diabète
- ☐ Pression artérielle
- ☐ Gestion de la douleur (prescription)
- ☐ Douleur (over counter): _____
- ☐ Thérapies Naturelles: _____
- ☐ Autre: _____
- ☐ Autre: _____

Médicaments

- ☐ Pas de changement
- ☐ Posologie modifiée
  - ☐ de _____
  - ☐ à _____
- ☐ Médicaments modifiés
  - de _____
  - à _____

DAY

Apport alimentaire actuel

Boissons et boissons

☐ Lait ☐ jus ☐ Eau

☐ thé ☐ café ☐ Boisson douce / énergétique

L'hydratation

Petit déjeuner

Le déjeuner

Dîner

Des collations

☐ Fruit ☐ Des légumes ☐ Thé au gingembre

☐ Des céréales ☐ Les graisses

Résumé hebdomadaire

	Lundi	Mardi	Mercredi	Jeudi	Vendredi	Samedi	Dimanche
Douleur							
Fatigue							
La faiblesse							
Rigidité							
Dormir (heures totales)							
# Perturbations							

Instructions:

Utilisez les points et les tirets ci-dessous pour représenter graphiquement vos notes pour la semaine. Il est donc utile de voir les choses visuellement.

Le fond est égal à 0; le moyen est égal à 5; et le top est égal à 10

Résumé hebdomadaire

	Lundi	Mardi	Mercredi	Jeudi	Vendredi	Samedi	Dimanche
Anxiété							
Une dépression							
Stress							
Colère							
Brouillard cérébral / L'oubli							

DATE: _____ / _____ / _____

Classement du jour

Dormir

Douleur	_____ / 10	Anxiété	_____ / 10	Allait au lit	_____ am / pm
Fatigue	_____ / 10	Une dépression	_____ / 10	S'endormir	_____ am / pm
La faiblesse	_____ / 10	Stress	_____ / 10	Se réveilla	_____ am / pm
Rigidité	_____ / 10	Colère	_____ / 10	total d'heures de sommeil	_____

Humeur générale _____   # des perturbations   _____

Symptômes	Tentatives de secours	Notes de résultats

Activité

- ☐ Marche – distance _____
- ☐ Physiothérapie
- ☐ Exercice léger
- ☐ Gym
- ☐ Travaux ménagers
- ☐ _____
- ☐ _____

Médicaments pris

- ☐ Diabète
- ☐ Pression artérielle
- ☐ Gestion de la douleur (prescription)
- ☐ Douleur (over counter): _____
- ☐ Thérapies Naturelles: _____
- ☐ Autre: _____
- ☐ Autre: _____

Médicaments

- ☐ Pas de changement
- ☐ Posologie modifiée
- ☐ de _____
- ☐ à _____
- ☐ Médicaments modifiés
- de _____
- à _____

DAY

Apport alimentaire actuel

Boissons et boissons

- ☐ Lait
- ☐ jus
- ☐ Eau
- ☐ thé
- ☐ café
- ☐ Boisson douce / énergétique

L'hydratation

Petit déjeuner

Le déjeuner

Dîner

Des collations

- ☐ Fruit
- ☐ Des légumes
- ☐ Thé au gingembre
- ☐ Des céréales
- ☐ Les graisses

DATE: _____ / _____ / _____

Dormir

Classement du jour

					Dormir	
Douleur	_____ / 10	Anxiété	_____ / 10	Allait au lit	_____ am / pm
Fatigue	_____ / 10	Une dépression	_____ / 10	S'endormir	_____ am / pm
La faiblesse	_____ / 10	Stress	_____ / 10	Se réveilla	_____ am / pm
Rigidité	_____ / 10	Colère	_____ / 10	total d'heures de sommeil	_____

Humeur générale _____   # des perturbations   _____

Symptômes	Tentatives de secours	Notes de résultats

Activité

- ☐ Marche – distance _____
- ☐ Physiothérapie
- ☐ Exercice léger
- ☐ Gym
- ☐ Travaux ménagers
- ☐ _____
- ☐ _____

Médicaments pris

- ☐ Diabète
- ☐ Pression artérielle
- ☐ Gestion de la douleur (prescription)
- ☐ Douleur (over counter): _____
- ☐ Thérapies Naturelles: _____
- ☐ Autre: _____
- ☐ Autre: _____

Médicaments

- ☐ Pas de changement
- ☐ Posologie modifiée
  - ☐ de _____
  - ☐ à _____
- ☐ Médicaments modifiés
  - de _____
  - à _____

DAY

Apport alimentaire actuel

Boissons et boissons

☐ Lait ☐ jus ☐ Eau

☐ thé ☐ café ☐ Boisson douce / énergétique

L'hydratation

Petit déjeuner

Le déjeuner

Dîner

Des collations

☐ Fruit ☐ Des légumes ☐ Thé au gingembre

☐ Des céréales ☐ Les graisses

DATE: _____ / _____ / _____

Classement du jour

					Dormir	
Douleur	_____ / 10	Anxiété	_____ / 10	Allait au lit	_____ am / pm
Fatigue	_____ / 10	Une dépression	_____ / 10	S'endormir	_____ am / pm
La faiblesse	_____ / 10	Stress	_____ / 10	Se réveilla	_____ am / pm
Rigidité	_____ / 10	Colère	_____ / 10	total d'heures de sommeil	_____

Humeur générale _____   # des perturbations   _____

Symptômes	Tentatives de secours	Notes de résultats

Activité

- ☐ Marche – distance _____
- ☐ Physiothérapie
- ☐ Exercice léger
- ☐ Gym
- ☐ Travaux ménagers
- ☐ _____
- ☐ _____

Médicaments pris

- ☐ Diabète
- ☐ Pression artérielle
- ☐ Gestion de la douleur (prescription)
- ☐ Douleur (over counter): _____
- ☐ Thérapies Naturelles: _____
- ☐ Autre: _____
- ☐ Autre: _____

Médicaments

- ☐ Pas de changement
- ☐ Posologie modifiée
  - ☐ de _____
  - ☐ à _____
- ☐ Médicaments modifiés
  - de _____
  - à _____

DAY

Apport alimentaire actuel

Boissons et boissons

☐ Lait ☐ jus ☐ Eau

☐ thé ☐ café ☐ Boisson douce / énergétique

L'hydratation

Petit déjeuner

____

____

____

Le déjeuner

____

____

____

____

Dîner

____

____

____

____

Des collations

____

____

☐ Fruit ☐ Des légumes ☐ Thé au gingembre

☐ Des céréales ☐ Les graisses

DATE: _____ / _____ / _____

Classement du jour

Dormir

Douleur	_____ / 10	Anxiété	_____ / 10	Allait au lit _____ am / pm
Fatigue	_____ / 10	Une dépression	_____ / 10	S'endormir _____ am / pm
La faiblesse	_____ / 10	Stress	_____ / 10	Se réveilla _____ am / pm
Rigidité	_____ / 10	Colère	_____ / 10	total d'heures de sommeil _____

Humeur générale _____   # des perturbations _____

Symptômes	Tentatives de secours	Notes de résultats
_______________	_______________	_______________
_______________	_______________	_______________
_______________	_______________	_______________
_______________	_______________	_______________
_______________	_______________	_______________
_______________	_______________	_______________
_______________	_______________	_______________

Activité

- ☐ Marche – distance _______________
- ☐ Physiothérapie
- ☐ Exercice léger
- ☐ Gym
- ☐ Travaux ménagers
- ☐ _______________
- ☐ _______________

Médicaments pris

- ☐ Diabète
- ☐ Pression artérielle
- ☐ Gestion de la douleur (prescription)
- ☐ Douleur (over counter): _______________
- ☐ Thérapies Naturelles: _______________
- ☐ Autre: _______________
- ☐ Autre: _______________

Médicaments

- ☐ Pas de changement
- ☐ Posologie modifiée
  - ☐ de _______________
  - ☐ à _______________
- ☐ Médicaments modifiés
  - de _______________
  - à _______________

DAY

Apport alimentaire actuel

Boissons et boissons

☐ Lait ☐ jus ☐ Eau

☐ thé ☐ café ☐ Boisson douce / énergétique

L'hydratation

Petit déjeuner

Le déjeuner

Dîner

Des collations

☐ Fruit ☐ Des légumes ☐ Thé au gingembre

☐ Des céréales ☐ Les graisses

DATE: _____ / _____ / _____

Classement du jour

Dormir

Douleur	_____ / 10	Anxiété	_____ / 10	Allait au lit	_____ am / pm
Fatigue	_____ / 10	Une dépression	_____ / 10	S'endormir	_____ am / pm
La faiblesse	_____ / 10	Stress	_____ / 10	Se réveilla	_____ am / pm
Rigidité	_____ / 10	Colère	_____ / 10	total d'heures de sommeil	_____

Humeur générale _____ # des perturbations _____

Symptômes	Tentatives de secours	Notes de résultats

Activité
- ☐ Marche – distance _____
- ☐ Physiothérapie
- ☐ Exercice léger
- ☐ Gym
- ☐ Travaux ménagers
- ☐ _____
- ☐ _____

Médicaments pris
- ☐ Diabète
- ☐ Pression artérielle
- ☐ Gestion de la douleur (prescription)
- ☐ Douleur (over counter): _____
- ☐ Thérapies Naturelles: _____
- ☐ Autre: _____
- ☐ Autre: _____

Médicaments
- ☐ Pas de changement
- ☐ Posologie modifiée
- ☐ de _____
- ☐ à _____
- ☐ Médicaments modifiés
-   de _____
-   à _____

DAY

Apport alimentaire actuel

Boissons et boissons

☐ Lait ☐ jus ☐ Eau

☐ thé ☐ café ☐ Boisson douce / énergétique

L'hydratation

Petit déjeuner

Le déjeuner

Dîner

Des collations

☐ Fruit ☐ Des légumes ☐ Thé au gingembre

☐ Des céréales ☐ Les graisses

DATE: _____ / _____ / _____

Classement du jour

Dormir

Douleur	_____ / 10	Anxiété	_____ / 10	Allait au lit	_____ am / pm
Fatigue	_____ / 10	Une dépression	_____ / 10	S'endormir	_____ am / pm
La faiblesse	_____ / 10	Stress	_____ / 10	Se réveilla	_____ am / pm
Rigidité	_____ / 10	Colère	_____ / 10	total d'heures de sommeil	_____

Humeur générale _____   # des perturbations   _____

Symptômes	Tentatives de secours	Notes de résultats

Activité

- ☐ Marche – distance _____
- ☐ Physiothérapie
- ☐ Exercice léger
- ☐ Gym
- ☐ Travaux ménagers
- ☐ _____
- ☐ _____

Médicaments pris

- ☐ Diabète
- ☐ Pression artérielle
- ☐ Gestion de la douleur (prescription)
- ☐ Douleur (over counter): _____
- ☐ Thérapies Naturelles: _____
- ☐ Autre: _____
- ☐ Autre: _____

Médicaments

- ☐ Pas de changement
- ☐ Posologie modifiée
- ☐ de _____
- ☐ à _____
- ☐ Médicaments modifiés
- de _____
- à _____

DAY

Apport alimentaire actuel

Boissons et boissons

☐ Lait ☐ jus ☐ Eau

☐ thé ☐ café ☐ Boisson douce / énergétique

L'hydratation

Petit déjeuner

Le déjeuner

Dîner

Des collations

☐ Fruit ☐ Des légumes ☐ Thé au gingembre

☐ Des céréales ☐ Les graisses

DATE: _____ / _____ / _____

Classement du jour

Dormir

Douleur ______ / 10	Anxiété ______ / 10	Allait au lit ______ am / pm
Fatigue ______ / 10	Une dépression ______ / 10	S'endormir ______ am / pm
La faiblesse ______ / 10	Stress ______ / 10	Se réveilla ______ am / pm
Rigidité ______ / 10	Colère ______ / 10	total d'heures de sommeil ______

Humeur générale ______   # des perturbations ______

Symptômes	Tentatives de secours	Notes de résultats

Activité
- ☐ Marche – distance ________
- ☐ Physiothérapie
- ☐ Exercice léger
- ☐ Gym
- ☐ Travaux ménagers
- ☐ ________
- ☐ ________

Médicaments pris
- ☐ Diabète
- ☐ Pression artérielle
- ☐ Gestion de la douleur (prescription)
- ☐ Douleur (over counter): ________
- ☐ Thérapies Naturelles: ________
- ☐ Autre: ________
- ☐ Autre: ________

Médicaments
- ☐ Pas de changement
- ☐ Posologie modifiée
  - ☐ de ________
  - ☐ à ________
- ☐ Médicaments modifiés
  - de ________
  - à ________

DAY

Apport alimentaire actuel

Boissons et boissons

☐ Lait ☐ jus ☐ Eau

☐ thé ☐ café ☐ Boisson douce / énergétique

L'hydratation

Petit déjeuner

Le déjeuner

Dîner

Des collations

☐ Fruit ☐ Des légumes ☐ Thé au gingembre

☐ Des céréales ☐ Les graisses

Résumé hebdomadaire

	Lundi	Mardi	Mercredi	Jeudi	Vendredi	Samedi	Dimanche
Douleur							
Fatigue							
La faiblesse							
Rigidité							
Dormir (heures totales)							
# Perturbations							

Instructions:

Utilisez les points et les tirets ci-dessous pour représenter graphiquement vos notes pour la semaine. Il est donc utile de voir les choses visuellement.

Le fond est égal à 0; le moyen est égal à 5; et le top est égal à 10

Résumé hebdomadaire

	Lundi	Mardi	Mercredi	Jeudi	Vendredi	Samedi	Dimanche
Anxiété							
Une dépression							
Stress							
Colère							
Brouillard cérébral / L'oubli							

DATE: _____ / _____ / _____

Classement du jour

					Dormir
Douleur	_____ / 10	Anxiété	_____ / 10	Allait au lit	_____ am / pm
Fatigue	_____ / 10	Une dépression	_____ / 10	S'endormir	_____ am / pm
La faiblesse	_____ / 10	Stress	_____ / 10	Se réveilla	_____ am / pm
Rigidité	_____ / 10	Colère	_____ / 10	total d'heures de sommeil	_____

Humeur générale _____   # des perturbations   _____

Symptômes	Tentatives de secours	Notes de résultats

Activité

- ☐ Marche – distance _____
- ☐ Physiothérapie
- ☐ Exercice léger
- ☐ Gym
- ☐ Travaux ménagers
- ☐ _____
- ☐ _____

Médicaments pris

- ☐ Diabète
- ☐ Pression artérielle
- ☐ Gestion de la douleur (prescription)
- ☐ Douleur (over counter): _____
- ☐ Thérapies Naturelles: _____
- ☐ Autre: _____
- ☐ Autre: _____

Médicaments

- ☐ Pas de changement
- ☐ Posologie modifiée
- ☐ de _____
- ☐ à _____
- ☐ Médicaments modifiés
- de _____
- à _____

DAY

Apport alimentaire actuel

Boissons et boissons

☐ Lait ☐ jus ☐ Eau

☐ thé ☐ café ☐ Boisson douce / énergétique

L'hydratation

Petit déjeuner

____

____

Le déjeuner

____

____

____

Dîner

____

____

____

Des collations

____

____

☐ Fruit ☐ Des légumes ☐ Thé au gingembre

☐ Des céréales ☐ Les graisses

DATE: _____ / _____ / _____

Classement du jour

Dormir

Douleur	_____ / 10	Anxiété	_____ / 10	Allait au lit	_____ am / pm
Fatigue	_____ / 10	Une dépression	_____ / 10	S'endormir	_____ am / pm
La faiblesse	_____ / 10	Stress	_____ / 10	Se réveilla	_____ am / pm
Rigidité	_____ / 10	Colère	_____ / 10	total d'heures de sommeil	_____

Humeur générale _____   # des perturbations _____

Symptômes	Tentatives de secours	Notes de résultats

Activité

- ☐ Marche – distance _____
- ☐ Physiothérapie
- ☐ Exercice léger
- ☐ Gym
- ☐ Travaux ménagers
- ☐ _____
- ☐ _____

Médicaments pris

- ☐ Diabète
- ☐ Pression artérielle
- ☐ Gestion de la douleur (prescription)
- ☐ Douleur (over counter): _____
- ☐ Thérapies Naturelles: _____
- ☐ Autre: _____
- ☐ Autre: _____

Médicaments

- ☐ Pas de changement
- ☐ Posologie modifiée
- ☐ de _____
- ☐ à _____
- ☐ Médicaments modifiés
- de _____
- à _____

DAY

Apport alimentaire actuel

Boissons et boissons

☐ Lait ☐ jus ☐ Eau

☐ thé ☐ café ☐ Boisson douce / énergétique

L'hydratation

Petit déjeuner

Le déjeuner

Dîner

Des collations

☐ Fruit ☐ Des légumes ☐ Thé au gingembre

☐ Des céréales ☐ Les graisses

DATE: _____ / _____ / _____

Classement du jour

Dormir

Douleur	_____ / 10	Anxiété	_____ / 10	Allait au lit	_____ am / pm
Fatigue	_____ / 10	Une dépression	_____ / 10	S'endormir	_____ am / pm
La faiblesse	_____ / 10	Stress	_____ / 10	Se réveilla	_____ am / pm
Rigidité	_____ / 10	Colère	_____ / 10	total d'heures de sommeil	_____

Humeur générale _____ # des perturbations _____

Symptômes	Tentatives de secours	Notes de résultats

Activité

☐ Marche – distance _____

☐ Physiothérapie

☐ Exercice léger

☐ Gym

☐ Travaux ménagers

☐ _____

☐ _____

Médicaments pris

☐ Diabète

☐ Pression artérielle

☐ Gestion de la douleur (prescription)

☐ Douleur (over counter): _____

☐ Thérapies Naturelles: _____

☐ Autre: _____

☐ Autre: _____

Médicaments

☐ Pas de changement

☐ Posologie modifiée

☐ de _____

☐ à _____

☐ Médicaments modifiés

de _____

à _____

DAY

Apport alimentaire actuel

Boissons et boissons

☐ Lait ☐ jus ☐ Eau

☐ thé ☐ café ☐ Boisson douce / énergétique

L'hydratation

Petit déjeuner

Le déjeuner

Dîner

Des collations

☐ Fruit ☐ Des légumes ☐ Thé au gingembre

☐ Des céréales ☐ Les graisses

DATE: _____ / _____ / _____

Dormir

Classement du jour

Douleur	_____ / 10	Anxiété	_____ / 10	Allait au lit	_____ am / pm
Fatigue	_____ / 10	Une dépression	_____ / 10	S'endormir	_____ am / pm
La faiblesse	_____ / 10	Stress	_____ / 10	Se réveilla	_____ am / pm
Rigidité	_____ / 10	Colère	_____ / 10	total d'heures de sommeil	_____

Humeur générale _____________   # des perturbations _____________

Symptômes	Tentatives de secours	Notes de résultats

Activité

☐ Marche – distance _________

☐ Physiothérapie

☐ Exercice léger

☐ Gym

☐ Travaux ménagers

☐ _________

☐ _________

Médicaments pris

☐ Diabète

☐ Pression artérielle

☐ Gestion de la douleur (prescription)

☐ Douleur (over counter): _________

☐ Thérapies Naturelles: _________

☐ Autre: _________

☐ Autre: _________

Médicaments

☐ Pas de changement

☐ Posologie modifiée

☐ de _________

☐ à _________

☐ Médicaments modifiés

de _________

à _________

DAY

Apport alimentaire actuel

Boissons et boissons

☐ Lait ☐ jus ☐ Eau

☐ thé ☐ café ☐ Boisson douce / énergétique

L'hydratation

Petit déjeuner

____

____

____

Le déjeuner

____

____

____

Dîner

____

____

____

Des collations

____

____

☐ Fruit ☐ Des légumes ☐ Thé au gingembre

☐ Des céréales ☐ Les graisses

DATE: _____ / _____ / _____

Classement du jour

Douleur	_____ / 10	Anxiété	_____ / 10	Dormir	
Fatigue	_____ / 10	Une dépression	_____ / 10	Allait au lit	_____ am / pm
La faiblesse	_____ / 10	Stress	_____ / 10	S'endormir	_____ am / pm
Rigidité	_____ / 10	Colère	_____ / 10	Se réveilla	_____ am / pm

total d'heures de sommeil _____________

Humeur générale ____________   # des perturbations ____________

Symptômes	Tentatives de secours	Notes de résultats

Activité
- ☐ Marche – distance _____________
- ☐ Physiothérapie
- ☐ Exercice léger
- ☐ Gym
- ☐ Travaux ménagers
- ☐ _____________
- ☐ _____________

Médicaments pris
- ☐ Diabète
- ☐ Pression artérielle
- ☐ Gestion de la douleur (prescription)
- ☐ Douleur (over counter): _____________
- ☐ Thérapies Naturelles: _____________
- ☐ Autre: _____________
- ☐ Autre: _____________

Médicaments
- ☐ Pas de changement
- ☐ Posologie modifiée
  - ☐ de _____________
  - ☐ à _____________
- ☐ Médicaments modifiés
  - de _____________
  - à _____________

DAY

Apport alimentaire actuel

Boissons et boissons

☐ Lait ☐ jus ☐ Eau

☐ thé ☐ café ☐ Boisson douce / énergétique

L'hydratation

Petit déjeuner

Le déjeuner

Dîner

Des collations

☐ Fruit ☐ Des légumes ☐ Thé au gingembre

☐ Des céréales ☐ Les graisses

DATE: _____ / _____ / _____

Dormir

Classement du jour

Douleur	_____ / 10	Anxiété	_____ / 10	Allait au lit	_____ am / pm
Fatigue	_____ / 10	Une dépression	_____ / 10	S'endormir	_____ am / pm
La faiblesse	_____ / 10	Stress	_____ / 10	Se réveilla	_____ am / pm
Rigidité	_____ / 10	Colère	_____ / 10	total d'heures de sommeil	_____

Humeur générale _____   # des perturbations _____

Symptômes	Tentatives de secours	Notes de résultats

Activité

☐ Marche – distance _____

☐ Physiothérapie

☐ Exercice léger

☐ Gym

☐ Travaux ménagers

☐ _____

☐ _____

Médicaments pris

☐ Diabète

☐ Pression artérielle

☐ Gestion de la douleur (prescription)

☐ Douleur (over counter): _____

☐ Thérapies Naturelles: _____

☐ Autre: _____

☐ Autre: _____

Médicaments

☐ Pas de changement

☐ Posologie modifiée

☐ de _____

☐ à _____

☐ Médicaments modifiés

de _____

à _____

DAY

Apport alimentaire actuel

Boissons et boissons

☐ Lait   ☐ jus   ☐ Eau

☐ thé   ☐ café   ☐ Boisson douce / énergétique

L'hydratation

Petit déjeuner

Le déjeuner

Dîner

Des collations

☐ Fruit   ☐ Des légumes   ☐ Thé au gingembre

☐ Des céréales   ☐ Les graisses

DATE: _____ / _____ / _____

Classement du jour

		Dormir

Douleur _____ / 10   Anxiété _____ / 10   Allait au lit _____ am / pm

Fatigue _____ / 10   Une dépression _____ / 10   S'endormir _____ am / pm

La faiblesse _____ / 10   Stress _____ / 10   Se réveilla _____ am / pm

Rigidité _____ / 10   Colère _____ / 10   total d'heures de sommeil _____

Humeur générale _____   # des perturbations _____

Symptômes	Tentatives de secours	Notes de résultats

Activité

- ☐ Marche – distance _____
- ☐ Physiothérapie
- ☐ Exercice léger
- ☐ Gym
- ☐ Travaux ménagers
- ☐ _____
- ☐ _____

Médicaments pris

- ☐ Diabète
- ☐ Pression artérielle
- ☐ Gestion de la douleur (prescription)
- ☐ Douleur (over counter): _____
- ☐ Thérapies Naturelles: _____
- ☐ Autre: _____
- ☐ Autre: _____

Médicaments

- ☐ Pas de changement
- ☐ Posologie modifiée
  - ☐ de _____
  - ☐ à _____
- ☐ Médicaments modifiés
  - de _____
  - à _____

DAY

Apport alimentaire actuel

Boissons et boissons

☐ Lait   ☐ jus   ☐ Eau

☐ thé   ☐ café   ☐ Boisson douce / énergétique

L'hydratation

Petit déjeuner

Le déjeuner

Dîner

Des collations

☐ Fruit   ☐ Des légumes   ☐ Thé au gingembre

☐ Des céréales   ☐ Les graisses

Résumé hebdomadaire

	Lundi	Mardi	Mercredi	Jeudi	Vendredi	Samedi	Dimanche
Douleur							
Fatigue							
La faiblesse							
Rigidité							
Dormir (heures totales)							
# Perturbations							

Instructions:

Utilisez les points et les tirets ci-dessous pour représenter graphiquement vos notes pour la semaine. Il est donc utile de voir les choses visuellement.

Le fond est égal à 0; le moyen est égal à 5; et le top est égal à 10

Résumé hebdomadaire

	Lundi	Mardi	Mercredi	Jeudi	Vendredi	Samedi	Dimanche
Anxiété							
Une dépression							
Stress							
Colère							
Brouillard cérébral / L'oubli							

DATE: _____ / _____ / _____

Classement du jour

| | | | | | | | Dormir |

Douleur _____ / 10

Fatigue _____ / 10

La faiblesse _____ / 10

Rigidité _____ / 10

Anxiété _____ / 10

Une dépression _____ / 10

Stress _____ / 10

Colère _____ / 10

Allait au lit _____ am / pm

S'endormir _____ am / pm

Se réveilla _____ am / pm

total d'heures de sommeil _____

Humeur générale _____

des perturbations _____

Symptômes	Tentatives de secours	Notes de résultats

Activité

☐ Marche – distance _____

☐ Physiothérapie

☐ Exercice léger

☐ Gym

☐ Travaux ménagers

☐ _____

☐ _____

Médicaments pris

☐ Diabète

☐ Pression artérielle

☐ Gestion de la douleur (prescription)

☐ Douleur (over counter): _____

☐ Thérapies Naturelles: _____

☐ Autre: _____

☐ Autre: _____

Médicaments

☐ Pas de changement

☐ Posologie modifiée

☐ de _____

☐ à _____

☐ Médicaments modifiés

de _____

à _____

DAY

Apport alimentaire actuel

Boissons et boissons

☐ Lait ☐ jus ☐ Eau
☐ thé ☐ café ☐ Boisson douce / énergétique

L'hydratation

Petit déjeuner

Le déjeuner

Dîner

Des collations

☐ Fruit ☐ Des légumes ☐ Thé au gingembre
☐ Des céréales ☐ Les graisses

DATE: _____ / _____ / _____

Classement du jour

Dormir

Douleur	_____ / 10	Anxiété	_____ / 10
Fatigue	_____ / 10	Une dépression	_____ / 10
La faiblesse	_____ / 10	Stress	_____ / 10
Rigidité	_____ / 10	Colère	_____ / 10

Allait au lit _____ am / pm

S'endormir _____ am / pm

Se réveilla _____ am / pm

total d'heures de sommeil _____

Humeur générale _____

des perturbations _____

Symptômes	Tentatives de secours	Notes de résultats

Activité

- ☐ Marche – distance _____
- ☐ Physiothérapie
- ☐ Exercice léger
- ☐ Gym
- ☐ Travaux ménagers
- ☐ _____
- ☐ _____

Médicaments pris

- ☐ Diabète
- ☐ Pression artérielle
- ☐ Gestion de la douleur (prescription)
- ☐ Douleur (over counter): _____
- ☐ Thérapies Naturelles: _____
- ☐ Autre: _____
- ☐ Autre: _____

Médicaments

- ☐ Pas de changement
- ☐ Posologie modifiée
  - ☐ de _____
  - ☐ à _____
- ☐ Médicaments modifiés
  - de _____
  - à _____

DAY

Apport alimentaire actuel

Boissons et boissons

- ☐ Lait
- ☐ jus
- ☐ Eau
- ☐ thé
- ☐ café
- ☐ Boisson douce / énergétique

L'hydratation

Petit déjeuner

Le déjeuner

Dîner

Des collations

- ☐ Fruit
- ☐ Des légumes
- ☐ Thé au gingembre
- ☐ Des céréales
- ☐ Les graisses

DATE: _____ / _____ / _____

Classement du jour

Dormir

Douleur	_____ / 10	Anxiété	_____ / 10	Allait au lit	_____ am / pm
Fatigue	_____ / 10	Une dépression	_____ / 10	S'endormir	_____ am / pm
La faiblesse	_____ / 10	Stress	_____ / 10	Se réveilla	_____ am / pm
Rigidité	_____ / 10	Colère	_____ / 10	total d'heures de sommeil	_____

Humeur générale _____   # des perturbations _____

Symptômes	Tentatives de secours	Notes de résultats

Activité

☐ Marche – distance _____
☐ Physiothérapie
☐ Exercice léger
☐ Gym
☐ Travaux ménagers
☐ _____
☐ _____

Médicaments pris

☐ Diabète
☐ Pression artérielle
☐ Gestion de la douleur (prescription)
☐ Douleur (over counter): _____
☐ Thérapies Naturelles: _____
☐ Autre: _____
☐ Autre: _____

Médicaments

☐ Pas de changement
☐ Posologie modifiée
☐ de _____
☐ à _____
☐ Médicaments modifiés
☐ de _____
☐ à _____

DAY

Apport alimentaire actuel

Boissons et boissons

☐ Lait ☐ jus ☐ Eau

☐ thé ☐ café ☐ Boisson douce / énergétique

L'hydratation

Petit déjeuner

Le déjeuner

Dîner

Des collations

☐ Fruit ☐ Des légumes ☐ Thé au gingembre

☐ Des céréales ☐ Les graisses

DATE: _____ / _____ / _____

Dormir

Classement du jour

Douleur	_____ / 10	Anxiété
Fatigue	_____ / 10	Une dépression
La faiblesse	_____ / 10	Stress
Rigidité	_____ / 10	Colère

Douleur _____ / 10 | Anxiété _____ / 10 | Allait au lit _____ am / pm

Fatigue _____ / 10 | Une dépression _____ / 10 | S'endormir _____ am / pm

La faiblesse _____ / 10 | Stress _____ / 10 | Se réveilla _____ am / pm

Rigidité _____ / 10 | Colère _____ / 10 | total d'heures de sommeil _____

Humeur générale _____   # des perturbations _____

Symptômes	Tentatives de secours	Notes de résultats

Activité

- ☐ Marche – distance ________
- ☐ Physiothérapie
- ☐ Exercice léger
- ☐ Gym
- ☐ Travaux ménagers
- ☐ ________
- ☐ ________

Médicaments pris

- ☐ Diabète
- ☐ Pression artérielle
- ☐ Gestion de la douleur (prescription)
- ☐ Douleur (over counter): ________
- ☐ Thérapies Naturelles: ________
- ☐ Autre: ________
- ☐ Autre: ________

Médicaments

- ☐ Pas de changement
- ☐ Posologie modifiée
  - ☐ de ________
  - ☐ à ________
- ☐ Médicaments modifiés
  - de ________
  - à ________

DAY

Apport alimentaire actuel

Boissons et boissons

☐ Lait ☐ jus ☐ Eau

☐ thé ☐ café ☐ Boisson douce / énergétique

L'hydratation

Petit déjeuner

____

____

____

Le déjeuner

____

____

____

____

Dîner

____

____

____

____

Des collations

____

____

☐ Fruit ☐ Des légumes ☐ Thé au gingembre

☐ Des céréales ☐ Les graisses

DATE: _____ / _____ / _____

Classement du jour

Douleur	_____ / 10	Anxiété	_____ / 10	Allait au lit	_____ am / pm
Fatigue	_____ / 10	Une dépression	_____ / 10	S'endormir	_____ am / pm
La faiblesse	_____ / 10	Stress	_____ / 10	Se réveilla	_____ am / pm
Rigidité	_____ / 10	Colère	_____ / 10	total d'heures de sommeil	_____

Dormir

Humeur générale _____ # des perturbations _____

Symptômes	Tentatives de secours	Notes de résultats

Activité

- ☐ Marche – distance _____
- ☐ Physiothérapie
- ☐ Exercice léger
- ☐ Gym
- ☐ Travaux ménagers
- ☐ _____
- ☐ _____

Médicaments pris

- ☐ Diabète
- ☐ Pression artérielle
- ☐ Gestion de la douleur (prescription)
- ☐ Douleur (over counter): _____
- ☐ Thérapies Naturelles: _____
- ☐ Autre: _____
- ☐ Autre: _____

Médicaments

- ☐ Pas de changement
- ☐ Posologie modifiée
- ☐ de _____
- ☐ à _____
- ☐ Médicaments modifiés
- de _____
- à _____

DAY

Apport alimentaire actuel

Boissons et boissons

- ☐ Lait
- ☐ jus
- ☐ Eau
- ☐ thé
- ☐ café
- ☐ Boisson douce / énergétique

L'hydratation

Petit déjeuner

Le déjeuner

Dîner

Des collations

- ☐ Fruit
- ☐ Des légumes
- ☐ Thé au gingembre
- ☐ Des céréales
- ☐ Les graisses

DATE: _____ / _____ / _____

Classement du jour

Dormir

Douleur	_____ / 10	Anxiété	_____ / 10	Allait au lit	_____ am / pm
Fatigue	_____ / 10	Une dépression	_____ / 10	S'endormir	_____ am / pm
La faiblesse	_____ / 10	Stress	_____ / 10	Se réveilla	_____ am / pm
Rigidité	_____ / 10	Colère	_____ / 10	total d'heures de sommeil	_____

Humeur générale _____   # des perturbations _____

Symptômes	Tentatives de secours	Notes de résultats

Activité

- ☐ Marche – distance _____
- ☐ Physiothérapie
- ☐ Exercice léger
- ☐ Gym
- ☐ Travaux ménagers
- ☐ _____
- ☐ _____

Médicaments pris

- ☐ Diabète
- ☐ Pression artérielle
- ☐ Gestion de la douleur (prescription)
- ☐ Douleur (over counter): _____
- ☐ Thérapies Naturelles: _____
- ☐ Autre: _____
- ☐ Autre: _____

Médicaments

- ☐ Pas de changement
- ☐ Posologie modifiée
  - de _____
  - à _____
- ☐ Médicaments modifiés
  - de _____
  - à _____

DAY

Apport alimentaire actuel

Boissons et boissons

☐ Lait ☐ jus ☐ Eau

☐ thé ☐ café ☐ Boisson douce / énergétique

L'hydratation

Petit déjeuner

Le déjeuner

Dîner

Des collations

☐ Fruit ☐ Des légumes ☐ Thé au gingembre

☐ Des céréales ☐ Les graisses

DATE: _____ / _____ / _____

Classement du jour

Dormir

Douleur	_____ / 10	Anxiété	_____ / 10	Allait au lit _____ am / pm
Fatigue	_____ / 10	Une dépression	_____ / 10	S'endormir _____ am / pm
La faiblesse	_____ / 10	Stress	_____ / 10	Se réveilla _____ am / pm
Rigidité	_____ / 10	Colère	_____ / 10	total d'heures de sommeil _____

Humeur générale _____   # des perturbations _____

Symptômes	Tentatives de secours	Notes de résultats

Activité

☐ Marche – distance _____

☐ Physiothérapie

☐ Exercice léger

☐ Gym

☐ Travaux ménagers

☐ _____

☐ _____

Médicaments pris

☐ Diabète

☐ Pression artérielle

☐ Gestion de la douleur (prescription)

☐ Douleur (over counter): _____

☐ Thérapies Naturelles: _____

☐ Autre: _____

☐ Autre: _____

Médicaments

☐ Pas de changement

☐ Posologie modifiée

☐ de _____

☐ à _____

☐ Médicaments modifiés

de _____

à _____

DAY

Apport alimentaire actuel

Boissons et boissons

☐ Lait   ☐ jus   ☐ Eau

☐ thé   ☐ café   ☐ Boisson douce / énergétique

L'hydratation

Petit déjeuner

Le déjeuner

Dîner

Des collations

☐ Fruit   ☐ Des légumes   ☐ Thé au gingembre

☐ Des céréales   ☐ Les graisses

Résumé hebdomadaire

	Lundi	Mardi	Mercredi	Jeudi	Vendredi	Samedi	Dimanche
Douleur							
Fatigue							
La faiblesse							
Rigidité							
Dormir (heures totales)							
# Perturbations							

Instructions:

Utilisez les points et les tirets ci-dessous pour représenter graphiquement vos notes pour la semaine. Il est donc utile de voir les choses visuellement.

Le fond est égal à 0; le moyen est égal à 5; et le top est égal à 10

Résumé hebdomadaire

	Lundi	Mardi	Mercredi	Jeudi	Vendredi	Samedi	Dimanche
Anxiété							
Une dépression							
Stress							
Colère							
Brouillard cérébral / L'oubli							

DATE: _____ / _____ / _____

Classement du jour

					Dormir
Douleur	_____ / 10	Anxiété	_____ / 10	Allait au lit	_____ am / pm
Fatigue	_____ / 10	Une dépression	_____ / 10	S'endormir	_____ am / pm
La faiblesse	_____ / 10	Stress	_____ / 10	Se réveilla	_____ am / pm
Rigidité	_____ / 10	Colère	_____ / 10	total d'heures de sommeil	_____

Humeur générale _____   # des perturbations _____

Symptômes	Tentatives de secours	Notes de résultats

Activité

- ☐ Marche – distance _____
- ☐ Physiothérapie
- ☐ Exercice léger
- ☐ Gym
- ☐ Travaux ménagers
- ☐ _____
- ☐ _____

Médicaments pris

- ☐ Diabète
- ☐ Pression artérielle
- ☐ Gestion de la douleur (prescription)
- ☐ Douleur (over counter): _____
- ☐ Thérapies Naturelles: _____
- ☐ Autre: _____
- ☐ Autre: _____

Médicaments

- ☐ Pas de changement
- ☐ Posologie modifiée
- ☐ de _____
- ☐ à _____
- ☐ Médicaments modifiés
- de _____
- à _____

DAY

Apport alimentaire actuel

Boissons et boissons

- ☐ Lait ☐ jus ☐ Eau
- ☐ thé ☐ café ☐ Boisson douce / énergétique

L'hydratation

Petit déjeuner

____

____

____

Le déjeuner

____

____

____

____

Dîner

____

____

____

____

Des collations

____

____

- ☐ Fruit ☐ Des légumes ☐ Thé au gingembre
- ☐ Des céréales ☐ Les graisses

DATE: _____ / _____ / _____

Classement du jour

Dormir

Douleur	_____ / 10	Anxiété	_____ / 10	Allait au lit	_____ am / pm
Fatigue	_____ / 10	Une dépression	_____ / 10	S'endormir	_____ am / pm
La faiblesse	_____ / 10	Stress	_____ / 10	Se réveilla	_____ am / pm
Rigidité	_____ / 10	Colère	_____ / 10	total d'heures de sommeil	_____

Humeur générale _____

des perturbations _____

Symptômes	Tentatives de secours	Notes de résultats

Activité

- ☐ Marche – distance _____
- ☐ Physiothérapie
- ☐ Exercice léger
- ☐ Gym
- ☐ Travaux ménagers
- ☐ _____
- ☐ _____

Médicaments pris

- ☐ Diabète
- ☐ Pression artérielle
- ☐ Gestion de la douleur (prescription)
- ☐ Douleur (over counter): _____
- ☐ Thérapies Naturelles: _____
- ☐ Autre: _____
- ☐ Autre: _____

Médicaments

- ☐ Pas de changement
- ☐ Posologie modifiée
- ☐ de _____
- ☐ à _____
- ☐ Médicaments modifiés
  - de _____
  - à _____

DAY

Apport alimentaire actuel

Boissons et boissons

☐ Lait ☐ jus ☐ Eau

☐ thé ☐ café ☐ Boisson douce / énergétique

L'hydratation

Petit déjeuner

Le déjeuner

Dîner

Des collations

☐ Fruit ☐ Des légumes ☐ Thé au gingembre

☐ Des céréales ☐ Les graisses

DATE: _____ / _____ / _____

Classement du jour

Dormir

Douleur	_____ / 10	Anxiété	_____ / 10	Allait au lit	_____ am / pm
Fatigue	_____ / 10	Une dépression	_____ / 10	S'endormir	_____ am / pm
La faiblesse	_____ / 10	Stress	_____ / 10	Se réveilla	_____ am / pm
Rigidité	_____ / 10	Colère	_____ / 10	total d'heures de sommeil	_____

Humeur générale _____

\# des perturbations _____

Symptômes	Tentatives de secours	Notes de résultats

Activité

- ☐ Marche – distance _____
- ☐ Physiothérapie
- ☐ Exercice léger
- ☐ Gym
- ☐ Travaux ménagers
- ☐ _____
- ☐ _____

Médicaments pris

- ☐ Diabète
- ☐ Pression artérielle
- ☐ Gestion de la douleur (prescription)
- ☐ Douleur (over counter): _____
- ☐ Thérapies Naturelles: _____
- ☐ Autre: _____
- ☐ Autre: _____

Médicaments

- ☐ Pas de changement
- ☐ Posologie modifiée
- ☐ de _____
- ☐ à _____
- ☐ Médicaments modifiés
- de _____
- à _____

DAY

Apport alimentaire actuel

Boissons et boissons

☐ Lait ☐ jus ☐ Eau

☐ thé ☐ café ☐ Boisson douce / énergétique

L'hydratation

Petit déjeuner

____

____

Le déjeuner

____

____

____

Dîner

____

____

____

Des collations

____

____

☐ Fruit ☐ Des légumes ☐ Thé au gingembre

☐ Des céréales ☐ Les graisses

DATE: _____ / _____ / _____

Classement du jour

Dormir

Douleur _____ / 10	Anxiété _____ / 10	Allait au lit _____ am / pm
Fatigue _____ / 10	Une dépression _____ / 10	S'endormir _____ am / pm
La faiblesse _____ / 10	Stress _____ / 10	Se réveilla _____ am / pm
Rigidité _____ / 10	Colère _____ / 10	total d'heures de sommeil _____

Humeur générale _____   # des perturbations _____

Symptômes	Tentatives de secours	Notes de résultats
__________	__________	__________
__________	__________	__________
__________	__________	__________
__________	__________	__________
__________	__________	__________
__________	__________	__________
__________	__________	__________
__________	__________	__________

Activité

- ☐ Marche – distance __________
- ☐ Physiothérapie
- ☐ Exercice léger
- ☐ Gym
- ☐ Travaux ménagers
- ☐ __________
- ☐ __________

Médicaments pris

- ☐ Diabète
- ☐ Pression artérielle
- ☐ Gestion de la douleur (prescription)
- ☐ Douleur (over counter): __________
- ☐ Thérapies Naturelles: __________
- ☐ Autre: __________
- ☐ Autre: __________

Médicaments

- ☐ Pas de changement
- ☐ Posologie modifiée
- ☐ de __________
- ☐ à __________
- ☐ Médicaments modifiés
- de __________
- à __________

DAY

Apport alimentaire actuel

Boissons et boissons

☐ Lait ☐ jus ☐ Eau

☐ thé ☐ café ☐ Boisson douce / énergétique

L'hydratation

Petit déjeuner

Le déjeuner

Dîner

Des collations

☐ Fruit ☐ Des légumes ☐ Thé au gingembre

☐ Des céréales ☐ Les graisses

DATE: _____ / _____ / _____

Classement du jour

				Dormir	
Douleur	_____ / 10	Anxiété	_____ / 10	Allait au lit	_____ am / pm
Fatigue	_____ / 10	Une dépression	_____ / 10	S'endormir	_____ am / pm
La faiblesse	_____ / 10	Stress	_____ / 10	Se réveilla	_____ am / pm
Rigidité	_____ / 10	Colère	_____ / 10	total d'heures de sommeil	_____
Humeur générale	_____	# des perturbations			_____

Symptômes	Tentatives de secours	Notes de résultats

Activité	Médicaments pris	Médicaments
☐ Marche – distance	☐ Diabète	☐ Pas de changement
☐ Physiothérapie	☐ Pression artérielle	☐ Posologie modifiée
☐ Exercice léger	☐ Gestion de la douleur (prescription)	☐ de _____
☐ Gym	☐ Douleur (over counter): _____	☐ à _____
☐ Travaux ménagers	☐ Thérapies Naturelles: _____	☐ Médicaments modifiés
☐ _____	☐ Autre: _____	de _____
☐ _____	☐ Autre: _____	à _____

DAY

Apport alimentaire actuel

Boissons et boissons

☐ Lait   ☐ jus   ☐ Eau

☐ thé   ☐ café   ☐ Boisson douce / énergétique

L'hydratation

Petit déjeuner

Le déjeuner

Dîner

Des collations

☐ Fruit   ☐ Des légumes   ☐ Thé au gingembre

☐ Des céréales   ☐ Les graisses

DATE: _____ / _____ / _____

Classement du jour

Dormir

Douleur	_____ / 10	Anxiété	_____ / 10	Allait au lit	_____ am / pm
Fatigue	_____ / 10	Une dépression	_____ / 10	S'endormir	_____ am / pm
La faiblesse	_____ / 10	Stress	_____ / 10	Se réveilla	_____ am / pm
Rigidité	_____ / 10	Colère	_____ / 10	total d'heures de sommeil	_____

Humeur générale _____   # des perturbations _____

Symptômes	Tentatives de secours	Notes de résultats

Activité

- ☐ Marche – distance _____
- ☐ Physiothérapie
- ☐ Exercice léger
- ☐ Gym
- ☐ Travaux ménagers
- ☐ _____
- ☐ _____

Médicaments pris

- ☐ Diabète
- ☐ Pression artérielle
- ☐ Gestion de la douleur (prescription)
- ☐ Douleur (over counter): _____
- ☐ Thérapies Naturelles: _____
- ☐ Autre: _____
- ☐ Autre: _____

Médicaments

- ☐ Pas de changement
- ☐ Posologie modifiée
- ☐ de _____
- ☐ à _____
- ☐ Médicaments modifiés
- de _____
- à _____

DAY

Apport alimentaire actuel

Boissons et boissons

- ☐ Lait
- ☐ jus
- ☐ Eau
- ☐ thé
- ☐ café
- ☐ Boisson douce / énergétique

L'hydratation

Petit déjeuner

____

____

____

Le déjeuner

____

____

____

Dîner

____

____

____

Des collations

____

____

- ☐ Fruit
- ☐ Des légumes
- ☐ Thé au gingembre
- ☐ Des céréales
- ☐ Les graisses

DATE: _____ / _____ / _____

Classement du jour

Dormir

Douleur	_____ / 10	Anxiété	_____ / 10	Allait au lit	_____ am / pm
Fatigue	_____ / 10	Une dépression	_____ / 10	S'endormir	_____ am / pm
La faiblesse	_____ / 10	Stress	_____ / 10	Se réveilla	_____ am / pm
Rigidité	_____ / 10	Colère	_____ / 10	total d'heures de sommeil	_____

Humeur générale _____ # des perturbations _____

Symptômes	Tentatives de secours	Notes de résultats

Activité

- ☐ Marche - distance _____
- ☐ Physiothérapie
- ☐ Exercice léger
- ☐ Gym
- ☐ Travaux ménagers
- ☐ _____
- ☐ _____

Médicaments pris

- ☐ Diabète
- ☐ Pression artérielle
- ☐ Gestion de la douleur (prescription)
- ☐ Douleur (over counter): _____
- ☐ Thérapies Naturelles: _____
- ☐ Autre: _____
- ☐ Autre: _____

Médicaments

- ☐ Pas de changement
- ☐ Posologie modifiée
- ☐ de _____
- ☐ à _____
- ☐ Médicaments modifiés
- de _____
- à _____

DAY

Apport alimentaire actuel

Boissons et boissons

☐ Lait ☐ jus ☐ Eau

☐ thé ☐ café ☐ Boisson douce / énergétique

L'hydratation

Petit déjeuner

____
____
____

Le déjeuner

____
____
____
____

Dîner

____
____
____
____

Des collations

____
____

☐ Fruit ☐ Des légumes ☐ Thé au gingembre

☐ Des céréales ☐ Les graisses

Résumé hebdomadaire

	Lundi	Mardi	Mercredi	Jeudi	Vendredi	Samedi	Dimanche
Douleur							
Fatigue							
La faiblesse							
Rigidité							
Dormir (heures totales)							
# Perturbations							

Instructions:

Utilisez les points et les tirets ci-dessous pour représenter graphiquement vos notes pour la semaine. Il est donc utile de voir les choses visuellement.

Le fond est égal à 0; le moyen est égal à 5; et le top est égal à 10

Résumé hebdomadaire

	Lundi	Mardi	Mercredi	Jeudi	Vendredi	Samedi	Dimanche
Anxiété							
Une dépression							
Stress							
Colère							
Brouillard cérébral / L'oubli							

DATE: _____ / _____ / _____

Classement du jour

Dormir

Douleur	_____ / 10	Anxiété	_____ / 10	Allait au lit	_____ am / pm
Fatigue	_____ / 10	Une dépression	_____ / 10	S'endormir	_____ am / pm
La faiblesse	_____ / 10	Stress	_____ / 10	Se réveilla	_____ am / pm
Rigidité	_____ / 10	Colère	_____ / 10	total d'heures de sommeil	_____

Humeur générale _____   # des perturbations _____

Symptômes	Tentatives de secours	Notes de résultats

Activité

- ☐ Marche – distance _____
- ☐ Physiothérapie
- ☐ Exercice léger
- ☐ Gym
- ☐ Travaux ménagers
- ☐ _____
- ☐ _____

Médicaments pris

- ☐ Diabète
- ☐ Pression artérielle
- ☐ Gestion de la douleur (prescription)
- ☐ Douleur (over counter): _____
- ☐ Thérapies Naturelles: _____
- ☐ Autre: _____
- ☐ Autre: _____

Médicaments

- ☐ Pas de changement
- ☐ Posologie modifiée
- ☐ de _____
- ☐ à _____
- ☐ Médicaments modifiés
- de _____
- à _____

DAY

Apport alimentaire actuel

Boissons et boissons

☐ Lait ☐ jus ☐ Eau

☐ thé ☐ café ☐ Boisson douce / énergétique

L'hydratation

Petit déjeuner

Le déjeuner

Dîner

Des collations

☐ Fruit ☐ Des légumes ☐ Thé au gingembre

☐ Des céréales ☐ Les graisses

Classement du jour

DATE: _____ / _____ / _____

Dormir

Douleur	_____ / 10	Anxiété	_____ / 10	Allait au lit _____ am / pm
Fatigue	_____ / 10	Une dépression	_____ / 10	S'endormir _____ am / pm
La faiblesse	_____ / 10	Stress	_____ / 10	Se réveilla _____ am / pm
Rigidité	_____ / 10	Colère	_____ / 10	total d'heures de sommeil _____

Humeur générale _____   # des perturbations _____

Symptômes	Tentatives de secours	Notes de résultats

Activité

☐ Marche – distance _____

☐ Physiothérapie
☐ Exercice léger
☐ Gym
☐ Travaux ménagers
☐ _____
☐ _____

Médicaments pris

☐ Diabète

☐ Pression artérielle
☐ Gestion de la douleur (prescription)
☐ Douleur (over counter): _____
☐ Thérapies Naturelles: _____
☐ Autre: _____
☐ Autre: _____

Médicaments

☐ Pas de changement

☐ Posologie modifiée
☐ de _____
☐ à _____
☐ Médicaments modifiés
de _____
à _____

DAY

Apport alimentaire actuel

Boissons et boissons

- ☐ Lait ☐ jus ☐ Eau
- ☐ thé ☐ café ☐ Boisson douce / énergétique

L'hydratation

Petit déjeuner

Le déjeuner

Dîner

Des collations

- ☐ Fruit ☐ Des légumes ☐ Thé au gingembre
- ☐ Des céréales ☐ Les graisses

DATE: _____ / _____ / _____

Classement du jour

					Dormir	
Douleur	_____ / 10	Anxiété	_____ / 10	Allait au lit	_____ am / pm
Fatigue	_____ / 10	Une dépression	_____ / 10	S'endormir	_____ am / pm
La faiblesse	_____ / 10	Stress	_____ / 10	Se réveilla	_____ am / pm
Rigidité	_____ / 10	Colère	_____ / 10	total d'heures de sommeil	_____

Humeur générale _____   # des perturbations   _____

Symptômes	Tentatives de secours	Notes de résultats

Activité
- ☐ Marche – distance
- ☐ Physiothérapie
- ☐ Exercice léger
- ☐ Gym
- ☐ Travaux ménagers
- ☐ _____
- ☐ _____

Médicaments pris
- ☐ Diabète
- ☐ Pression artérielle
- ☐ Gestion de la douleur (prescription)
- ☐ Douleur (over counter): _____
- ☐ Thérapies Naturelles: _____
- ☐ Autre: _____
- ☐ Autre: _____

Médicaments
- ☐ Pas de changement
- ☐ Posologie modifiée
- ☐ de _____
- ☐ à _____
- ☐ Médicaments modifiés
- de _____
- à _____

DAY

Apport alimentaire actuel

Boissons et boissons

- ☐ Lait
- ☐ jus
- ☐ Eau
- ☐ thé
- ☐ café
- ☐ Boisson douce / énergétique

L'hydratation

Petit déjeuner

Le déjeuner

Dîner

Des collations

- ☐ Fruit
- ☐ Des légumes
- ☐ Thé au gingembre
- ☐ Des céréales
- ☐ Les graisses

DATE: _____ / _____ / _____

Classement du jour

Dormir

Douleur	_____ / 10	Anxiété	_____ / 10	Allait au lit	_____ am / pm
Fatigue	_____ / 10	Une dépression	_____ / 10	S'endormir	_____ am / pm
La faiblesse	_____ / 10	Stress	_____ / 10	Se réveilla	_____ am / pm
Rigidité	_____ / 10	Colère	_____ / 10	total d'heures de sommeil	_____

Humeur générale _____   # des perturbations _____

Symptômes	Tentatives de secours	Notes de résultats

Activité

- ☐ Marche – distance _____
- ☐ Physiothérapie
- ☐ Exercice léger
- ☐ Gym
- ☐ Travaux ménagers
- ☐ _____
- ☐ _____

Médicaments pris

- ☐ Diabète
- ☐ Pression artérielle
- ☐ Gestion de la douleur (prescription)
- ☐ Douleur (over counter): _____
- ☐ Thérapies Naturelles: _____
- ☐ Autre: _____
- ☐ Autre: _____

Médicaments

- ☐ Pas de changement
- ☐ Posologie modifiée
  - ☐ de _____
  - ☐ à _____
- ☐ Médicaments modifiés
  - de _____
  - à _____

DAY

Apport alimentaire actuel

Boissons et boissons

☐ Lait ☐ jus ☐ Eau

☐ thé ☐ café ☐ Boisson douce / énergétique

L'hydratation

Petit déjeuner

Le déjeuner

Dîner

Des collations

☐ Fruit ☐ Des légumes ☐ Thé au gingembre

☐ Des céréales ☐ Les graisses

DATE: _____ / _____ / _____

Classement du jour

					Dormir
Douleur	_____ / 10	Anxiété	_____ / 10	Allait au lit	_____ am / pm
Fatigue	_____ / 10	Une dépression	_____ / 10	S'endormir	_____ am / pm
La faiblesse	_____ / 10	Stress	_____ / 10	Se réveilla	_____ am / pm
Rigidité	_____ / 10	Colère	_____ / 10	total d'heures de sommeil	_____

Humeur générale _____   # des perturbations   _____

Symptômes	Tentatives de secours	Notes de résultats

Activité

- ☐ Marche – distance _____
- ☐ Physiothérapie
- ☐ Exercice léger
- ☐ Gym
- ☐ Travaux ménagers
- ☐ _____
- ☐ _____

Médicaments pris

- ☐ Diabète
- ☐ Pression artérielle
- ☐ Gestion de la douleur (prescription)
- ☐ Douleur (over counter): _____
- ☐ Thérapies Naturelles: _____
- ☐ Autre: _____
- ☐ Autre: _____

Médicaments

- ☐ Pas de changement
- ☐ Posologie modifiée
- ☐ de _____
- ☐ à _____
- ☐ Médicaments modifiés
- de _____
- à _____

DAY

Apport alimentaire actuel

Boissons et boissons

☐ Lait ☐ jus ☐ Eau

☐ thé ☐ café ☐ Boisson douce / énergétique

L'hydratation

Petit déjeuner

____

____

____

Le déjeuner

____

____

____

____

Dîner

____

____

____

____

Des collations

____

____

☐ Fruit ☐ Des légumes ☐ Thé au gingembre

☐ Des céréales ☐ Les graisses

DATE: _____ / _____ / _____

Classement du jour

Dormir

Douleur	_____ / 10	Anxiété	_____ / 10	Allait au lit	_____ am / pm
Fatigue	_____ / 10	Une dépression	_____ / 10	S'endormir	_____ am / pm
La faiblesse	_____ / 10	Stress	_____ / 10	Se réveilla	_____ am / pm
Rigidité	_____ / 10	Colère	_____ / 10	total d'heures de sommeil	_____

Humeur générale _____   # des perturbations _____

Symptômes	Tentatives de secours	Notes de résultats

Activité

- ☐ Marche – distance _____
- ☐ Physiothérapie
- ☐ Exercice léger
- ☐ Gym
- ☐ Travaux ménagers
- ☐ _____
- ☐ _____

Médicaments pris

- ☐ Diabète
- ☐ Pression artérielle
- ☐ Gestion de la douleur (prescription)
- ☐ Douleur (over counter): _____
- ☐ Thérapies Naturelles: _____
- ☐ Autre: _____
- ☐ Autre: _____

Médicaments

- ☐ Pas de changement
- ☐ Posologie modifiée
- ☐ de _____
- ☐ à _____
- ☐ Médicaments modifiés
- de _____
- à _____

DAY

Apport alimentaire actuel

Boissons et boissons

☐ Lait ☐ jus ☐ Eau

☐ thé ☐ café ☐ Boisson douce / énergétique

L'hydratation

Petit déjeuner

Le déjeuner

Dîner

Des collations

☐ Fruit ☐ Des légumes ☐ Thé au gingembre

☐ Des céréales ☐ Les graisses

DATE: _____ / _____ / _____

Classement du jour

Dormir

Douleur	_____ / 10	Anxiété	_____ / 10	Allait au lit	_____ am / pm
Fatigue	_____ / 10	Une dépression	_____ / 10	S'endormir	_____ am / pm
La faiblesse	_____ / 10	Stress	_____ / 10	Se réveilla	_____ am / pm
Rigidité	_____ / 10	Colère	_____ / 10	total d'heures de sommeil	_____

Humeur générale _____   # des perturbations _____

Symptômes	Tentatives de secours	Notes de résultats

Activité

- ☐ Marche – distance _____
- ☐ Physiothérapie
- ☐ Exercice léger
- ☐ Gym
- ☐ Travaux ménagers
- ☐ _____
- ☐ _____

Médicaments pris

- ☐ Diabète
- ☐ Pression artérielle
- ☐ Gestion de la douleur (prescription)
- ☐ Douleur (over counter): _____
- ☐ Thérapies Naturelles: _____
- ☐ Autre: _____
- ☐ Autre: _____

Médicaments

- ☐ Pas de changement
- ☐ Posologie modifiée
- ☐ de _____
- ☐ à _____
- ☐ Médicaments modifiés
- de _____
- à _____

DAY

Apport alimentaire actuel

Boissons et boissons

☐ Lait ☐ jus ☐ Eau

☐ thé ☐ café ☐ Boisson douce / énergétique

L'hydratation

Petit déjeuner

Le déjeuner

Dîner

Des collations

☐ Fruit ☐ Des légumes ☐ Thé au gingembre

☐ Des céréales ☐ Les graisses

Résumé hebdomadaire

	Lundi	Mardi	Mercredi	Jeudi	Vendredi	Samedi	Dimanche
Douleur							
Fatigue							
La faiblesse							
Rigidité							
Dormir (heures totales)							
# Perturbations							

Instructions:

Utilisez les points et les tirets ci-dessous pour représenter graphiquement vos notes pour la semaine. Il est donc utile de voir les choses visuellement.

Le fond est égal à 0; le moyen est égal à 5; et le top est égal à 10

Résumé hebdomadaire

	Lundi	Mardi	Mercredi	Jeudi	Vendredi	Samedi	Dimanche
Anxiété							
Une dépression							
Stress							
Colère							
Brouillard cérébral / L'oubli							

DATE: _____ / _____ / _____

Dormir

Classement du jour

Douleur	_____ / 10	Anxiété	_____ / 10	Allait au lit _____ am / pm
Fatigue	_____ / 10	Une dépression	_____ / 10	S'endormir _____ am / pm
La faiblesse	_____ / 10	Stress	_____ / 10	Se réveilla _____ am / pm
Rigidité	_____ / 10	Colère	_____ / 10	total d'heures de sommeil _____

Humeur générale _____   # des perturbations _____

Symptômes	Tentatives de secours	Notes de résultats

Activité

- ☐ Marche – distance _____
- ☐ Physiothérapie
- ☐ Exercice léger
- ☐ Gym
- ☐ Travaux ménagers
- ☐ _____
- ☐ _____

Médicaments pris

- ☐ Diabète
- ☐ Pression artérielle
- ☐ Gestion de la douleur (prescription)
- ☐ Douleur (over counter): _____
- ☐ Thérapies Naturelles: _____
- ☐ Autre: _____
- ☐ Autre: _____

Médicaments

- ☐ Pas de changement
- ☐ Posologie modifiée
- ☐ de _____
- ☐ à _____
- ☐ Médicaments modifiés
- de _____
- à _____

DAY

Apport alimentaire actuel

Boissons et boissons

☐ Lait ☐ jus ☐ Eau

☐ thé ☐ café ☐ Boisson douce / énergétique

L'hydratation

Petit déjeuner

____
____
____

Le déjeuner

____
____
____
____

Dîner

____
____
____
____

Des collations

____
____

☐ Fruit ☐ Des légumes ☐ Thé au gingembre

☐ Des céréales ☐ Les graisses

DATE: _____ / _____ / _____

Classement du jour

Dormir

Douleur	_____ / 10	Anxiété	_____ / 10	Allait au lit _____ am / pm
Fatigue	_____ / 10	Une dépression	_____ / 10	S'endormir _____ am / pm
La faiblesse	_____ / 10	Stress	_____ / 10	Se réveilla _____ am / pm
Rigidité	_____ / 10	Colère	_____ / 10	total d'heures de sommeil _____

Humeur générale _____

des perturbations _____

Symptômes	Tentatives de secours	Notes de résultats

Activité

- ☐ Marche – distance _____
- ☐ Physiothérapie
- ☐ Exercice léger
- ☐ Gym
- ☐ Travaux ménagers
- ☐ _____
- ☐ _____

Médicaments pris

- ☐ Diabète
- ☐ Pression artérielle
- ☐ Gestion de la douleur (prescription)
- ☐ Douleur (over counter): _____
- ☐ Thérapies Naturelles: _____
- ☐ Autre: _____
- ☐ Autre: _____

Médicaments

- ☐ Pas de changement
- ☐ Posologie modifiée
- ☐ de _____
- ☐ à _____
- ☐ Médicaments modifiés
- ☐ de _____
- ☐ à _____

DAY

Apport alimentaire actuel

Boissons et boissons

- ☐ Lait
- ☐ jus
- ☐ Eau
- ☐ thé
- ☐ café
- ☐ Boisson douce / énergétique

L'hydratation

Petit déjeuner

____

____

Le déjeuner

____

____

____

Dîner

____

____

____

Des collations

____

- ☐ Fruit
- ☐ Des légumes
- ☐ Thé au gingembre
- ☐ Des céréales
- ☐ Les graisses

DATE: _____ / _____ / _____

Classement du jour

Dormir

Douleur	_____ / 10	Anxiété	_____ / 10
Fatigue	_____ / 10	Une dépression	_____ / 10
La faiblesse	_____ / 10	Stress	_____ / 10
Rigidité	_____ / 10	Colère	_____ / 10

Allait au lit _____ am / pm

S'endormir _____ am / pm

Se réveilla _____ am / pm

total d'heures de sommeil _____

Humeur générale _____ # des perturbations _____

Symptômes	Tentatives de secours	Notes de résultats

Activité

- ☐ Marche – distance _____
- ☐ Physiothérapie
- ☐ Exercice léger
- ☐ Gym
- ☐ Travaux ménagers
- ☐ _____
- ☐ _____

Médicaments pris

- ☐ Diabète
- ☐ Pression artérielle
- ☐ Gestion de la douleur (prescription)
- ☐ Douleur (over counter): _____
- ☐ Thérapies Naturelles: _____
- ☐ Autre: _____
- ☐ Autre: _____

Médicaments

- ☐ Pas de changement
- ☐ Posologie modifiée
- ☐ de _____
- ☐ à _____
- ☐ Médicaments modifiés
- de _____
- à _____

DAY

Apport alimentaire actuel

Boissons et boissons

☐ Lait ☐ jus ☐ Eau

☐ thé ☐ café ☐ Boisson douce / énergétique

L'hydratation

Petit déjeuner

Le déjeuner

Dîner

Des collations

☐ Fruit ☐ Des légumes ☐ Thé au gingembre

☐ Des céréales ☐ Les graisses

DATE: _____ / _____ / _____

Dormir

Classement du jour

Douleur	_____ / 10	Anxiété	_____ / 10	Allait au lit	_____ am / pm
Fatigue	_____ / 10	Une dépression	_____ / 10	S'endormir	_____ am / pm
La faiblesse	_____ / 10	Stress	_____ / 10	Se réveilla	_____ am / pm
Rigidité	_____ / 10	Colère	_____ / 10	total d'heures de sommeil	_____

Humeur générale _____

_____ # des perturbations _____

Symptômes	Tentatives de secours	Notes de résultats

Activité

- ☐ Marche – distance _____
- ☐ Physiothérapie
- ☐ Exercice léger
- ☐ Gym
- ☐ Travaux ménagers
- ☐ _____
- ☐ _____

Médicaments pris

- ☐ Diabète
- ☐ Pression artérielle
- ☐ Gestion de la douleur (prescription)
- ☐ Douleur (over counter): _____
- ☐ Thérapies Naturelles: _____
- ☐ Autre: _____
- ☐ Autre: _____

Médicaments

- ☐ Pas de changement
- ☐ Posologie modifiée
- ☐ de _____
- ☐ à _____
- ☐ Médicaments modifiés
- de _____
- à _____

DAY

Apport alimentaire actuel

Boissons et boissons

☐ Lait ☐ jus ☐ Eau

☐ thé ☐ café ☐ Boisson douce / énergétique

L'hydratation

Petit déjeuner

Le déjeuner

Dîner

Des collations

☐ Fruit ☐ Des légumes ☐ Thé au gingembre

☐ Des céréales ☐ Les graisses

DATE: _____ / _____ / _____

Classement du jour

Dormir

Douleur	_____ / 10	Anxiété	_____ / 10	Allait au lit	_____ am / pm
Fatigue	_____ / 10	Une dépression	_____ / 10	S'endormir	_____ am / pm
La faiblesse	_____ / 10	Stress	_____ / 10	Se réveilla	_____ am / pm
Rigidité	_____ / 10	Colère	_____ / 10	total d'heures de sommeil	_____

Humeur générale _____   # des perturbations _____

Symptômes	Tentatives de secours	Notes de résultats

Activité
- ☐ Marche – distance _____
- ☐ Physiothérapie
- ☐ Exercice léger
- ☐ Gym
- ☐ Travaux ménagers
- ☐ _____
- ☐ _____

Médicaments pris
- ☐ Diabète
- ☐ Pression artérielle
- ☐ Gestion de la douleur (prescription)
- ☐ Douleur (over counter): _____
- ☐ Thérapies Naturelles: _____
- ☐ Autre: _____
- ☐ Autre: _____

Médicaments
- ☐ Pas de changement
- ☐ Posologie modifiée
  - ☐ de _____
  - ☐ à _____
- ☐ Médicaments modifiés
  - de _____
  - à _____

DAY

Apport alimentaire actuel

Boissons et boissons

☐ Lait ☐ jus ☐ Eau

☐ thé ☐ café ☐ Boisson douce / énergétique

L'hydratation

Petit déjeuner

Le déjeuner

Dîner

Des collations

☐ Fruit ☐ Des légumes ☐ Thé au gingembre

☐ Des céréales ☐ Les graisses

Classement du jour

DATE: _____ / _____ / _____

Dormir

Douleur	_____ / 10	Anxiété	_____ / 10	Allait au lit	_____ am / pm
Fatigue	_____ / 10	Une dépression	_____ / 10	S'endormir	_____ am / pm
La faiblesse	_____ / 10	Stress	_____ / 10	Se réveilla	_____ am / pm
Rigidité	_____ / 10	Colère	_____ / 10	total d'heures de sommeil	_____

Humeur générale _____ # des perturbations _____

Symptômes	Tentatives de secours	Notes de résultats

Activité

- ☐ Marche - distance _____
- ☐ Physiothérapie
- ☐ Exercice léger
- ☐ Gym
- ☐ Travaux ménagers
- ☐ _____
- ☐ _____

Médicaments pris

- ☐ Diabète
- ☐ Pression artérielle
- ☐ Gestion de la douleur (prescription)
- ☐ Douleur (over counter): _____
- ☐ Thérapies Naturelles: _____
- ☐ Autre: _____
- ☐ Autre: _____

Médicaments

- ☐ Pas de changement
- ☐ Posologie modifiée
  - ☐ de _____
  - ☐ à _____
- ☐ Médicaments modifiés
  - de _____
  - à _____

DAY

Apport alimentaire actuel

Boissons et boissons

☐ Lait ☐ jus ☐ Eau

☐ thé ☐ café ☐ Boisson douce / énergétique

L'hydratation

Petit déjeuner

Le déjeuner

Dîner

Des collations

☐ Fruit ☐ Des légumes ☐ Thé au gingembre

☐ Des céréales ☐ Les graisses

DATE: _____ / _____ / _____

Classement du jour

Dormir

Douleur	_____ / 10	Anxiété	_____ / 10	Allait au lit	_____ am / pm
Fatigue	_____ / 10	Une dépression	_____ / 10	S'endormir	_____ am / pm
La faiblesse	_____ / 10	Stress	_____ / 10	Se réveilla	_____ am / pm
Rigidité	_____ / 10	Colère	_____ / 10	total d'heures de sommeil	_____

Humeur générale _____   # des perturbations _____

Symptômes	Tentatives de secours	Notes de résultats

Activité

- ☐ Marche – distance _____
- ☐ Physiothérapie
- ☐ Exercice léger
- ☐ Gym
- ☐ Travaux ménagers
- ☐ _____
- ☐ _____

Médicaments pris

- ☐ Diabète
- ☐ Pression artérielle
- ☐ Gestion de la douleur (prescription)
- ☐ Douleur (over counter): _____
- ☐ Thérapies Naturelles: _____
- ☐ Autre: _____
- ☐ Autre: _____

Médicaments

- ☐ Pas de changement
- ☐ Posologie modifiée
- ☐ de _____
- ☐ à _____
- ☐ Médicaments modifiés
- de _____
- à _____

DAY

Apport alimentaire actuel

Boissons et boissons

☐ Lait ☐ jus ☐ Eau

☐ thé ☐ café ☐ Boisson douce / énergétique

L'hydratation

Petit déjeuner

Le déjeuner

Dîner

Des collations

☐ Fruit ☐ Des légumes ☐ Thé au gingembre

☐ Des céréales ☐ Les graisses

Résumé hebdomadaire

	Lundi	Mardi	Mercredi	Jeudi	Vendredi	Samedi	Dimanche
Douleur							
Fatigue							
La faiblesse							
Rigidité							
Dormir (heures totales)							
# Perturbations							

Instructions:

Utilisez les points et les tirets ci-dessous pour représenter graphiquement vos notes pour la semaine. Il est donc utile de voir les choses visuellement.

Le fond est égal à 0; le moyen est égal à 5; et le top est égal à 10

Résumé hebdomadaire

	Lundi	Mardi	Mercredi	Jeudi	Vendredi	Samedi	Dimanche
Anxiété							
Une dépression							
Stress							
Colère							
Brouillard cérébral / L'oubli							

On pense généralement que le gingembre frais réduit les nausées, la douleur et l'inflammation.
Une excellente façon d'ajouter du gingembre à votre alimentation est de préparer et de boire du thé au gingembre frais tous les jours.

Ingrédients

4 – 8 fines tranches de gingembre frais
Eau chaude (mais pas bouillante)
Édulcorant (facultatif)

Méthode

* Tranchez finement le gingembre frais et placez-le dans une tasse de thé ou une tasse de café
* Faites chauffer la bouilloire – éteignez-la juste avant de bouillir ou faites bouillir la bouilloire et attendez 2 minutes
* Versez de l'eau chaude sur des tranches de gingembre
* Laisser infuser 2 à 3 minutes.
* Servez à la cuillère des tranches de gingembre et buvez du thé, ou laissez-les dans une tasse et buvez
* Vous pouvez réutiliser le gingembre en tranches pour faire 2 à 3 thés au gingembre.

Variations

* Vous pouvez ajouter d'autres ingrédients tels que des tranches de citron ou de la poudre de curcuma pour modifier le goût et augmenter les propriétés réduisant la douleur
et l'inflammation.